国家癌症中心肿瘤专家答疑丛书

应对喉癌专家谈

YINGDUIHOUAI ZHUANJIATAN

吴跃煌　主编

中国协和医科大学出版社

图书在版编目（CIP）数据

应对喉癌专家谈 / 吴跃煌主编. —北京：中国协和医科大学出版社，2013.10

（国家癌症中心肿瘤专家答疑丛书）

ISBN 978-7-81136-929-8

Ⅰ. ①应…　Ⅱ. ①吴…　Ⅲ. ①喉肿瘤-诊疗　Ⅳ. ①R739.65

中国版本图书馆 CIP 数据核字（2013）第 178078 号

国家癌症中心肿瘤专家答疑丛书

应对喉癌专家谈

主　　编：吴跃煌
责任编辑：吴桂梅

出版发行：**中国协和医科大学出版社**
　　　　　（北京东单三条九号　邮编 100730　电话 65260378）
网　　址：www.pumcp.com
经　　销：新华书店总店北京发行所
印　　刷：北京佳艺恒彩印刷有限公司

开　　本：710×1000　1/16 开
印　　张：18.25
字　　数：200 千字
版　　次：2014 年 4 月第 1 版　　2014 年 4 月第 1 次印刷
印　　数：1—5000
定　　价：29.80 元

ISBN 978-7-81136-929-8

国家癌症中心肿瘤专家答疑丛书

编辑委员会

顾　　问：

陆士新　孙　燕　程书钧　詹启敏　赫　捷　林东昕

殷蔚伯　余子豪　储大同　唐平章　赵　平　王明荣

王绿化　程贵余　周纯武　乔友林　孙克林　吕　宁

李　槐　李长岭　齐　军　徐震纲　孙　莉　吴　宁

吴健雄　李晔雄　王贵齐

丛书主编：

董碧莎

丛书副主编：

马建辉　王子平　王　艾　徐　波　于　雷

分册主编（按姓氏笔画排序）：

万经海　于胜吉　马建辉　王子平　王成锋

王晓雷　石远凯　吴令英　吴跃煌　寿建忠

张海增　李正江　李　斌　易俊林　徐兵河

袁兴华　高树庚　蔡建强

策划编辑：

张　平

国家癌症中心肿瘤专家答疑丛书

应对喉癌专家谈

主　编： 吴跃煌

副主编： 王晓雷　吕春梅

编　者（按姓氏笔画排序）：

方　辉	王　力	王　铸	王　燕	王子平
王珊珊	王晓雷	王海燕	王慜杰	车轶群
丛明华	叶霈智	田爱平	乔友林	刘　炬
刘　敏	刘　鹏	刘跃平	吕　宁	吕　青
吕春梅	孙　莉	朱　宇	毕新刚	许潇天
闫　东	齐　军	吴　宁	吴秀红	吴宗勇
吴晓明	吴跃煌	张海增	张燕文	李　宁
李　槐	李树婷	李峻岭	李彩云	李喜莹
杨宏丽	周冬燕	易俊林	郑　容	姚利琴
宣立学	赵方辉	赵东兵	赵京文	赵国华
赵维齐	徐　波	徐志坚	耿敬芝	袁正光
高　佳	高　黎	黄初林	黄晓东	彭　涛
董莹莹	董雅倩	蒋顺玲	韩彬彬	魏葆珺

序

近些年来，随着我国的城镇化和人口老龄化不断加快，"癌症"这个词汇越来越频繁地出现在各种媒体，成为大众关注的话题。据统计，从世界范围来看，癌症发病率约以年均 3% 左右的速度递增，现已成为人类第一位死因。《2012 中国肿瘤登记年报》统计，我国每年新发癌症病例 350 万，约 250 万人被癌症夺去生命。今后 10 年，中国的癌症发病率与死亡率仍将继续攀升。癌症耗费了大量的卫生资源，给整个社会造成了巨大的压力，也给癌症患者和家庭带来了身体上和精神上的痛苦以及沉重的经济负担。由于大多数晚期癌症疗效欠佳，所费不菲，这使得大众误以为所有的癌症都难以治愈且代价高昂，由此对癌症产生了恐惧心理。然而事实上并非如此，国际抗癌联盟（UICC）2010 年发表的研究结果，1/3 的癌症是可以预防的，1/3 的癌症是可以治愈的。如果能做到积极预防、及早发现、规范治疗，大多数癌症是有希望治好的。

在这场人类与癌症之间展开的没有硝烟的战斗中，仅仅凭借医务人员的努力是远远不够的。作为抗击癌症的主力军，医务人员不仅需要在治疗病患方面尽心竭力，还要将正确的抗癌知识通过各种形式的科普宣传与社会各界所有关心抗癌事业的人士分享，让更多的人正确的认识癌症。要将全社会各个层面的医疗活动的参与者都吸引到这个抗击癌症的队伍中来，政府、社会、防治机构、医务人员、研究人员、患者和家属，以及各界的热心人士携手并肩，汇聚力量，共同抗击癌症。

中国医学科学院肿瘤医院作为国家癌症中心的依托机构，拥有专业的医疗团队和先进的医疗水平，在肿瘤预防、肿瘤研究、早诊早治、多学科综合治疗等领域都做了大量的工作，取得了很多成绩。中国医学科学院肿瘤医院很早就认识到肿瘤防治需要社会的广泛参与，认识到防癌科普宣传的重要意义，长期以来不遗余力的通过报纸、电视、出版物、公益活动等多种形式普及癌症的防治知识。《国家癌症中心肿瘤专家答疑丛书》就是中国医学科学院肿瘤医院的名医专家们为大众奉献的一部内容新颖、形式生动的防癌科普丛书。

这部科普丛书涵盖了常见的 18 个癌种，通俗易懂、图文并茂，从癌症预防、研究到临床等多个不同角度深入浅出地解析肿瘤防治知识。充分体现了作者们传播健康生活方式、倡导正确防癌治癌的理念。希望广大读者能从中受益，拥有更加健康、更高质量的生活，享受更加美好的明天。

中国科学院院士

中国医学科学院肿瘤医院院长

2013 年 12 月

前 言

从全球发达国家癌症的发病规律中，我们看到癌症的发病率在一定阶段随经济的快速发展而呈增长趋势。在社会、人们给予普遍重视并采取相应措施之后，发病状况将逐渐趋缓。人类在攻克癌症的科学探索中取得的每一点进步，都将对降低癌症的发病率、提高癌症的治愈率起到不可低估的作用。我国目前正处在癌症的高发阶段，我们常常听到、看到以及周围的同事、亲友都有癌症发生，癌症离我们越来越近，癌症就在我们身边。癌症究竟是怎么回事，怎样才能减少患癌症的风险，得了癌症怎么办……，这些都是癌症患者、家属乃至大众问得最多的问题。为了帮助大家解除疑惑，了解更多相关知识，在癌症的治疗、康复和预防上给予专业性的指导，我们编写了这套丛书，希望能够协助患者、家属正确面对癌症，以科学的态度勇敢地与医务工作者共同战胜疾病。

《国家癌症中心肿瘤专家答疑丛书》（以下简称《丛书》）包括肺癌、胃癌、结直肠癌、肝癌、食管癌、膀胱癌、胰腺癌、淋巴瘤、肾癌、乳腺癌、宫颈癌、卵巢癌、鼻咽癌、下咽癌、喉癌、甲状腺癌、脑瘤、骨与软组织肿瘤等 18 种常见癌症，分为 18 个分册，方便读者选用。《丛书》以癌症的诊断、治疗、预防和康复为主线，介绍了癌症的临床表现、诊断、治疗方法、复查、预防与查体、心理调节以及认识癌症、病因的探究、如何就诊等相关内容。书后附有治疗癌症的案例供读者参考。书中内容均为当前在癌症预防、诊断、治疗、科研中的最新成果。例如，对一些癌症目前正在探索中的方法进行了客观的介绍；对于癌症的发生原因，也尽量将复杂的专业问题以简洁的语言呈现给读者。书中的观点、方法均以科学研究与临床实践为依据，严谨准确，坚决杜绝用伪科学引导、误导读者，帮助患者适时的选择治疗方法正确就医、康复。《丛书》中应读者需要还纳入了有关营养饮食、心理调节内容，在癌症的治疗康复中扩大了医疗之外的视野，提示患者和家属应更加关注合理的饮食和心理调节的重要性。为了更加贴近患者和家属，《丛书》采取了问答形式，读者找到问题便可以得到答案，方便读者使用。书后的"名家谈肿瘤"，是本书的另一特色，这些权威实用的科普内容，是专家们多年科学研究的成果和临床诊疗经验的总结，是奉献给读者的科普精粹。

《丛书》各册的主编都是长期工作在临床一线的医生，参加《丛书》撰写的作者都是活跃在本专业领域的中青年专家、业务骨干。部分资深专家也加入到编者行列，为了帮助癌症患者，普及科学知识，大家聚集在一起，在繁忙的临床科研教学工作中挤出时间撰写书稿。有的分册在编写前还向患者征集问题或将初稿送患者阅读修改。每本分册都是专家与读者的真诚对话，真心交流，字里行间流露出专家对读者的一片热忱、一份爱心。《丛书》的编写覆盖了肿瘤内科、外科、麻醉、诊断、放疗、病理、检验、药理、营养、护理、肿瘤病因、免疫、流行病学等肿瘤临床、肿瘤基础领域的专业知识，参编专家100余人。有些专家特为本书撰写的稿件已经可以自成一册，因为篇幅所限，只摘取了其中少部分内容。大家都有一个共同的心愿：为读者提供最好的读物。我们邀请肿瘤知名专家陆士新、孙燕、程书钧、黄国俊、屠规益、殷蔚伯、储大同、唐平章、赵平为《丛书》撰稿，他们都欣然同意，在百忙中很快将稿件完成。《丛书》是参与编辑人员集体的奉献。在书稿的编写出版过程中还有很多令人感动的故事，点点滴滴都体现了专家们从事医学科学的职业追求和职业品格，令人敬佩，值得学习。在此，对参加《丛书》撰写的专家、学者及所有人员表示衷心的感谢！还要特别感谢原中国科普研究所所长袁正光教授，从另一角度补上了癌症患者应如何对待死亡一页，为我们能够正视死亡、坦然面对死亡揭开了一层面纱。策划编辑张平同志，在 18 本《丛书》的组稿、修改、协调、联络全过程中发挥了中心作用，做出了重要贡献，在此对她表示感谢！

　　《丛书》作为科普读物还存在着许多不足，由于专家们希望为读者提供更多的专业知识，书中的内容、用语仍然偏专业些，为此在每册书的最后都列出了一些专业名词解释，有助于读者进一步学习相关专业知识，提高科学认知。

　　最后，希望《丛书》能够给予读者更多的帮助。患者在这里可以找到攻克癌症的同盟军，我们将共同努力，为战胜疾病、恢复健康而奋斗。作为科普读物，本书还有诸多不足，请广大读者给予指正。

丛书主编

国家癌症中心副主任

中国医学科学院肿瘤医院党委书记

2013 年 10 月 1 日于北京

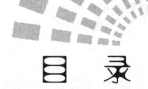

目 录

三、治疗篇

五、 心理调节篇

六、 预防与体检篇

七、 认识喉癌篇

八、 肿瘤病因探究篇

九、 肿瘤患者就诊篇

十、 典型病例

十一、 名家谈肿瘤

十二、 名词解释

一、临床表现篇

1. 什么叫临床表现？

医学上将与疾病相关的不适感觉及机体的异常称为临床表现。临床表现包括症状和体征。所谓症状就是指患者感知并表达的不适感或异常；而体征则是指由医生通过客观体格检查发现的机体异常现象。

2. 最近感觉食欲差、体重减轻，是不是患癌症了？

食欲差与体重减轻是比较常见的普通临床表现，许多疾病都可以有这些症状，更多见的是非肿瘤性疾病所导致。天气炎热、情绪不好、食物不对口味常会导致食欲差，经过适当的调节，这种状况通常会在短时间内得到改善。一些常见疾病如感冒、慢性胃炎、病毒性肝炎也可表现出食欲差，当然，这些疾病在出现食欲差的同时，往往会伴有这些疾病相对特征性的临床表现，如感冒时的鼻塞、流涕，慢性胃炎时伴有的胃胀、胃痛，病毒性肝炎时伴有的皮肤颜色变黄等。食欲差、进食量少，吃进去的食物能量满足不了机体的需要，体重自然会减轻。当然，恶性肿瘤晚期患者也会出现这样的症状，但这并不是肿瘤患者的特有症状。无论什么原因，出现上述症状时都应该到医院就诊，在医生的指导下，进行必要的检查，以确定病因，并及时治疗。

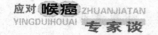

3. 发热、乏力、厌食是不是肿瘤患者特有的症状？

多种疾病会引起发热（俗称发烧）。低热伴乏力、厌食常见于肺结核、风湿免疫性疾病、慢性炎症等患者及免疫力低下的人；长期心理紧张、情绪不稳定也会引起体温中枢调节功能紊乱，造成不明原因的持续低热。高热常见于细菌感染引起的疾病患者，如细菌性肺炎、急性胆囊炎、急性肾盂肾炎等。因此，发热、乏力、厌食都是人体某些疾病的普遍反应，并非是肿瘤患者所特有的症状。

4. 早期喉癌患者有哪些表现？

早期喉癌患者可能感觉咽部不适或喉部异物感、咳嗽或咳痰带血、声音嘶哑、嗓音变化、疼痛、呼吸音变化或呼吸困难等。这些表现出来的早期症状可能与其他一些疾病并没有特殊不同，因此也常常容易不被重视或注意。

（1）咽部异物感：如果病变发生于喉的上部，即所说的声门上区，大多数会厌癌可能在早期或较早期仅有咽部异物感。此症状被患者忽视。如在会厌肿物时可能出现嗓音的某些变化，说话时发出"含球样嗓音"。

（2）咽喉疼痛：溃疡型或肿或轻微疼痛。瘤溃烂时可有咽喉疼痛，逐渐加重，可向耳部放射。

（3）声音嘶哑：如果肿瘤发生于声带上或声门区，声音嘶哑几乎是所有声门型喉癌患者的首发症状。当声门上癌室带受侵或向下侵犯声带时也时常有不同程度的声音嘶哑。

（4）呼吸困难：瘤体大堵住喉入口或者肿瘤向下坠入声门裂可引起呼吸困难。

（5）痰中带血：出现咳嗽或瘤表面少量出血可出现痰中带血。

这些症状在喉癌早期不一定都有表现，其出现的先后顺序也因为肿瘤最早发生于喉的部位不同，其表现也会有所不同。

5. 中晚期喉癌患者最常见的临床表现是什么？

随着肿瘤的发展，中晚期喉癌患者可能出现下述表现：

（1）声嘶加重，饮水呛咳：声嘶持续加重，晚期会厌癌，当会厌上部已烂掉时可出现饮水呛咳。

（2）呼吸困难：瘤体大堵住喉入口或者肿瘤向下坠入声门裂，或者两侧声带活动受限或固定均可引起呼吸困难。

（3）耳咽部疼痛，痰中带血：喉癌持续发展，到中晚期可伴有局部疼痛并可牵涉至头部、耳部，这是喉部肿瘤合并局部炎症刺激及放射至耳咽部所致。瘤体合并感染坏死时，瘤表面少量出血可出现痰中带血。

（4）颈部肿块：1/4~1/3 的患者因颈部肿块而就诊。肿块主要位于颈的胸锁乳突肌前缘处；颈前淋巴结转移时，可触及到肿大淋巴结，无痛，质硬，不易推动，逐渐增大，使用抗生素治疗不能使之缩小。喉癌瘤体增大甚至外侵后，于喉结上方可触及肿块。

6. 喉癌最常见的体征是什么？

喉癌发病早期时往往没有任何体征，随着肿瘤发展可能发现颈部肿块，包括颈前喉头或其两侧颈部的肿块，喉的肿块可以在喉的一侧或喉结上方触及饱满感或硬块，应注意排除喉软骨轮廓、甲状舌骨膜、甲状软骨上角、环甲膜、甲状腺等变异。颈侧肿块从下颌角开始，沿胸锁乳突肌前缘向下，并常可触及有淋巴结肿大，质硬无压痛，活动度减低。

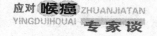

7. 喉癌的典型症状和体征有哪些?

喉癌的典型症状和体征可能因发生于喉的部位不同，而其典型症状和体征亦有所不同。

（1）发生于声门上区域的喉癌，持续加重的吞咽时疼痛、咳嗽、痰中带血，声嘶由间断性变为持续性是其特征，检查时喉结上方或喉咙侧面，或在两旁的颈部，发现肿块或可触及到质地较硬的一个或多个圆形肿块。

（2）发生于声带的喉癌，表现为音调变粗，声音嘶哑持续加重为特点，体格检查时无明显体征。

（3）发生于声门下的喉癌表现为吸气性呼吸费力，也很少查及明显体征，有时候在肿瘤外侵或淋巴结有转移时，在喉软骨下前方或气管两旁可能触及较硬的肿块。

8. 喉癌患者为什么会有声音嘶哑现象?

发出声音是喉的 3 个主要功能（呼吸、发声、进食保护）之一。喉腔内中部有 2 片纵向排列的膜状结构，我们称之为声带，两声带构成声门，同时有可活动的软骨、肌肉连接，受神经支配，犹如一台精密仪器，控制着气流出入的大小、频率，从而发出抑扬顿挫的声音，即不同的音调和音质。因此某些因素引起喉腔的容积变化，尤其声带体积、活动的变化都可能影响到发出声音的音质或音量的变化，如炎症、肿瘤、损伤等。喉癌的肿块就可能影响到喉腔的容积改变，影响到声带的活动，特别是声带表面的肿瘤，即使在很小、很早时也可引起声音的变化，所以喉癌患者会出现声音嘶哑现象。

9. 三种类型喉癌的临床表现各有何特点?

根据发生部位的不同,将喉癌分为声门上型、声门型、声门下型 3 种类型,每种类型都有它各自的特点。

(1)声门上型:原发于声带以上部位的癌肿,此型喉癌分化较差,发展较快,常易淋巴结转移,早期症状为喉部有异物感,咽部不适。出现嗓音嘶哑,其声嘶以间断性转变为持续性声嘶为特点;发展到表面溃烂时,则有咽喉疼痛,可放射至耳部,晚期癌肿侵蚀血管后,则会出现痰中带血,呼吸困难等。

(2)声门型:局限于声带的喉癌,此类喉癌发展较慢,不易向颈淋巴结转移。主要症状为声嘶,几乎是所有声门型喉癌患者的首发症状。最先常出现的症状是发音疲劳,音调变粗,或声音嘶哑,主要是由于肿瘤影响声门闭合所致,并进行性加重,最后以持续性声嘶为特点。

(3)声门下型:即位于声带以下,环状软骨下缘以上部位的癌肿。早期症状多隐匿而不明显,直至肿瘤侵犯声带时才出现声音嘶哑,部分患者以呼吸困难为首发症状而就诊。此类喉癌不易在常规喉镜检查中发现。晚期由于声门下区被癌肿堵塞,常有呼吸困难。

此外,也有医生将原发于喉室的癌肿另作为声门旁型,该区甚为隐蔽。早期可无症状,极易向外侧声门旁间隙扩散,是最容易被忽视的喉癌。声嘶为首先症状,其后随癌肿向声门旁间隙扩展,浸润和破坏喉软骨时,可向喉外扩展,可摸到喉软骨支架隆起感。

10. 什么是恶病质?

恶病质是指人体显著消瘦、贫血、精神衰颓等全身机能衰竭的恶劣状况。多种疾病都可导致患者出现恶病质,包括恶性肿瘤、艾滋病、严重创伤、严重的败血症等，其中以恶性肿瘤导致的恶病质最为常见，称为肿瘤恶病质。肿瘤恶病质是机体的代谢发生了紊乱，这种紊乱是多种因素引起的。与饥饿引起的脂肪丢失不同，恶病质患者不仅丢失脂肪，还丢失肌肉组织，且摄食并不能逆转恶病质患者的肌肉消耗。体重下降是恶病质患者最常见症状（体重下降超过5%表明正在发展为恶病质，体重下降超过15%则确认已经进入恶病质状态），除此之外，还包括食欲减退、疲劳、肌肉消耗、感觉及知觉异常、贫血和水肿等。

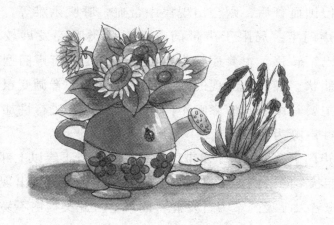

二、诊断篇

11. 如何早期发现喉癌？

喉癌发生早期出现的症状与喉咽部发生的某些良性疾病所出现的症状并无特殊不同，如咽部不适、咽痛、咳嗽或咳痰带血丝、声音变化或嘶哑等，在急、慢性咽炎，喉炎，声带息肉等，同样可出现上述症状，因此常常不会引起注意。这些症状如果是偶尔、间断、短期出现不必惊慌，可以服用一些清咽利嗓的药物或观察，但是这些症状持续不断，或有加重，声音嘶哑超过 3 周以上时，应该及时去耳鼻咽喉科或头颈外科检查，避免贻误发现早期病变，有时一次看病可能没有发现问题，经医生处理后症状仍无减轻者，还应该在1~2个月后再次检查，必要时接受医生建议，对可疑部位做咬取组织病理检查，以及时发现早期的喉癌病变。

12. 什么叫"活检"？

活体组织检查简称"**活检**"，又叫外科病理学检查；是指因诊断、治疗的需要，从患者体内采用切取、钳取或穿刺等方法取出病变组织，进行病理学检查的技术。这是诊断病理学中最重要的部分，对绝大多数送检病例都能做出明确的组织病理学诊断，被作为临床的最后诊断，协助临床对病变做出诊断或为疾病诊断提供线索，可了解病变性质发展趋势，判断疾病的**预后**。"**活检**"是临床常用的一种方法，目的是确定病变性质及对肿瘤进行分类、分级，预测肿瘤患者的**预后**并指导治疗。

13. 诊断喉癌的方法有哪些?

喉癌诊断方法:①根据患者所述的症状和身体检查所获得的体征,也就是临床表现;②间接喉镜或纤维喉镜检查;③影像检查,包括喉的 X 线摄片、CT、MRI、B 超等;④喉癌得以明确诊断,主要依靠肿瘤**活检**。表面麻醉下取**活检**可以明确诊断。如果临床上高度怀疑为喉癌,应在内镜下取得**活检**以明确诊断,两次以上**活检**仍不能确诊时,应考虑手术的办法取得**活检**,以免延误诊断。如果已有呼吸困难,患者应该接受气管切开术下进行**活检**。

14. 有哪些简便易行的检查方法诊断喉癌?

(1)颈部**触诊**:是最简单的方法,可以了解喉外形有无增宽、甲状软骨切迹有无破坏、颈部有无肿大淋巴结及肿大淋巴结的大小、质地及活动度。

(2)内镜检查:是喉癌最基本的检查方法,包括间接喉镜或纤维喉镜检查,诊断主要依靠肿瘤**活检**。内镜在耳鼻咽喉科或头颈外科门诊即可进行。①间接喉镜检查:对因咽喉部异物感、咽喉疼痛、声音嘶哑、呼吸困难、痰中带血、中上颈淋巴结肿大等其中任何一种症状或表现而就诊的患者均应首先行间接喉镜检查,以除外喉内肿瘤。间接喉镜简单易行,直观快捷,可同时取得组织病理,但有时候可能受视野限制,受检查者会厌抬举不理想或咽部反射敏感难以配合等原因,往往致使观察不满意,或难以取得组织学病理结果,若间接喉镜未能看清或未能看全喉内时,应及时行光导纤维喉镜检查;②光导纤维喉镜检查:对有喉癌症状而间接喉镜检查未能看清喉内情况的病例，或已发现喉内新生物或已确诊为喉癌病例，均应常规行光导纤维喉镜检查。该检查不仅能明确喉内是否有新生物，而且大多数情况下可确定肿瘤的部位、大小及范围，纤维喉镜同样直观快捷，可清晰观察喉内各结构及肿瘤情况，尤其对确定肿瘤的下界很有帮助，同时可采集保留图像，获取组织病理，以确定临床分期及治疗方案。

当然内镜对喉腔黏膜下深部的结构、病变以及远端被肿瘤遮盖的部分也难以显示及了解，常常必须配合其他一些影像检查互为补充才能全面了解肿瘤情况。

（3）喉内新生物活检：对已发现喉内有新生物的病例，应及时做喉内新生物活检，可表面麻醉下间接喉镜取活检或是光导纤维喉镜下取活检，必要时直达喉镜下取活检，以尽早确定诊断，以免延误治疗。

（4）X线摄片检查：传统的X线检查比较简单易行，经济实用。其主要利用低电压的软组织投照条件以及气道内的空气作为对比，使喉咽部软组织得以显示，观察其不同于正常各结构及部位的形态及动态变化。包括喉侧位软组织摄片与喉正位体层摄片。①喉侧位X线平片：可观察会厌肿瘤的大小，会厌前间隙是否饱满，前联合及其下方是否受侵，还可观察到椎体前软组织是否增厚（环后受侵可增厚）及甲状软骨板有无明显破坏；②喉正位X线体层摄片：可观察杓会厌皱襞、室带、喉室、声带、声门下，梨状窝及声门旁间隙是否明显受侵。但由于受多种因素影响，传统X线检查只能粗略观察到喉咽部轮廓，不能观察深部组织结构，不能细致观察到肿瘤侵及的范围与结构，比不上CT清楚。

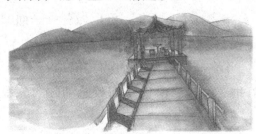

15. 对于喉部肿瘤在 CT 片上能看到什么？

对喉内小的肿瘤 CT 检查意义不大。此项检查不一定作为常规检查。当疑有喉肿瘤深部浸润或喉癌外侵明显时，CT 则有助于了解甲状软骨、环状软骨有无破坏以及外侵的部位和范围。瘤组织在喉腔黏膜下浸润的深度及范围从内镜下很难观察到，而 CT 可根据需要对喉包括颈部淋巴结等软组织进行扫描，获得肿瘤在喉深部浸润及颈部淋巴结转移的影像。增强扫描（即扫描时经静脉快速注射 60% 碘造影剂 100ml）能较清楚地显示颈部血管，以利于了解肿物的供血状态及肿物与大血管的关系，同时鉴别血管与淋巴结；喉结构比较细小，其活动时产生的像，应用螺旋 CT 薄层扫描可以观察肿瘤与喉室的准确关系；采用软组织及骨窗技术影像照片，可以更好地观察到软组织、软骨及骨的改变。了解这些为喉癌治疗方案提供参考依据有时是很有必要的。当然，如果比较明确的早期病变，CT 有时也并不一定能提供更多的帮助。如果患者有过敏史而不能做 CT 增强扫描时，可改做 MR 扫描。

16. 对于喉癌在 MRI 片上能看到什么？

同样，对喉内小的肿瘤 MRI 检查也无多大价值。此项检查也不宜作为常规检查。MRI 可帮助了解会厌前间隙及声门旁间隙是否有明显受侵，同样可获得肿瘤在喉深部浸润及颈部淋巴结转移的影像，而且对软组织的分辨率比 CT 要高，可以做各种平面的扫描图像，有利于不同平面的观察，也可以根据检查目的需要行静脉注射 Gd-DTPA 增强扫描。当颈部淋巴结大而固定时应行 MRI 检查，如配合 CT 检查可以更好地了解转移淋巴结与颈总动脉的关系。由于其软组织分辨率高，因此能获得喉部肿瘤在喉深层浸润、喉外肌肉软组织浸润以及淋巴转移状况的清晰图像。但是要注意的是由于 MRI 扫描时间长，患者在扫描其间易发生幽闭恐惧症及吞咽、咳嗽等动作伪像，导致检查失败或图像质量差而不能帮助诊断，这是 MRI 扫描的主要局限性之一，此外价格昂贵、空间分辨率较低也是其局限性。

17. 喉癌患者做超声波检查能发现什么？

超声波检查也就是现在所说的彩超或 B 超，对于喉癌本身的诊断并无意义，主要用于观察了解喉癌颈部淋巴结的转移情况，比如说淋巴结的部位、大小、数量以及与颈部大血管的关系等，为制订治疗方案提供参考依据。

18. 喉癌患者为什么要做胸部 X 线片检查？

胸片是检查喉癌患者的呼吸系统，主要是给肺部做一初步的常规检查，一般拍摄正、侧位两张胸部 X 线片，以了解肺部有无合并其他病变，除外远处转移的征象，为制订治疗方案提供参考，也可作为治疗后长期追踪的参照。

19. 什么是 PET-CT？

PET-CT 全称是正电子发射计算机断层-X 线计算机断层成像，是正电子发射型计算机断层（PET）-X 射线计算机断层（CT）有机的一体化组合而成的功能分子影像成像系统。

PET 即正电子发射体层摄影，是一种通过了解病灶部位对正电子核素示踪剂的摄取情况而掌握病灶代谢状态的核医学影像技术。

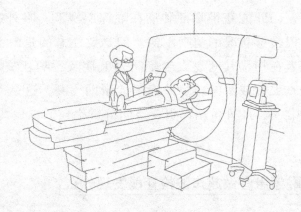

CT 即计算机断层摄影术，是通过 X 射线对人体进行体层检查，其对解剖结构的分辨较 PET 清晰。

PET-CT 将以上两种技术有机地整合至同一台设备，并把不同性质的图像有机地融合显示。此技术是将极其微量的正电子核素示踪剂注射到人体内，然后采用 PET 探测这些正电子核素在人体各脏器的分布情况，通过计算机断层显像的方法显示人体主要器官的生理代谢功能和结构，同时应用 CT 技术为这些核素分布情况进行精确定位。该技术可同时显示器官的解剖情况和功能信息，是目前影像诊断技术中最为理想的结合。

20. 得了喉癌需要做 PET-CT 检查吗？

肿瘤细胞的葡萄糖代谢较正常组织高，用 FDG（2-氟-2-脱氧-D-葡萄糖）做 PET 有可能显示出小的肿瘤病灶、鉴别治疗后成熟的瘢痕或肿瘤复发，与 CT/MRI 图像相比使病变定位更加准确，有时也用于不明原发病灶肿瘤的寻找。对喉癌的检查与诊断来说，使用前面所提供方法，一般问题都能得到很好的解决，因此 PET-CT 检查就没有太大必要了，治疗后跟踪了解、其他常用方法无法判断有无肿瘤复发时可以考虑采用。但 PET-CT 检查价格昂贵，有一定的**假阳性**

和**假阴性**情况，也就是说有时某些良性病变由于代谢增高而出现假的肿瘤样影像，如炎症增生性病变。相反，有时癌瘤太小或糖代谢与正常组织区别不大时也不能在影像中体现出来。因此其临床应用价值还在研究观察之中。

21. 喉癌患者做哪种检查比较好？

对喉癌患者来说 B 超、CT 和磁共振检查哪项比较好，可能要医生根据检查需要来决定。如果在喉镜，尤其纤维喉镜检查非常清晰地发现较早期的喉癌病变，颈部体检也没有明显异常，这时加做一项 B 超也就可以了；如果医生认为要进一步了解肿瘤的深部浸润情况，或怀疑颈部淋巴结转移，可以选择 B 超和 CT 检查；如果是较晚期肿瘤的患者，就必须了解肿瘤侵犯周围其他组织的状况、了解淋巴结与颈部大血管的关系，或因某些因素不宜行 CT 检查（如造影剂过敏）时则应选择 B 超和磁共振检查，有时这 3 项检查同时采用，往往是要互相补充某项检查的局限和不足。

22. 做化验能查出喉癌吗？

目前还没有化验指标用于对喉癌的诊断，化验单上有时看到的某些生化指标异常或肿瘤标志物升高，对喉癌都不能进行准确的诊断。许多化验项目可能是一些常规检查或治疗前必须了解或排除身体有无其他疾病的检查。

23. 什么样的患者需要做喉镜和病理学、细胞学检查？

有持续加重的咽部异物感、疼痛、咳嗽、血痰的患者，声嘶由间断变为持续的患者，颈前或颈侧出现无痛性包块的患者应进行喉

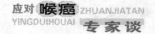

镜检查，当喉镜检查发现喉腔内黏膜有溃疡状或颗粒状突起肿物时，患者应当接受医生建议，在喉内的可疑部位做细胞学检查，或用检查器械取组织行病理检查，如果喉内取组织不满意，也可以选择颈部肿块做穿刺做细胞学或病理学检查。

24. 喉癌患者进行病理诊断有哪些必要性和重要性？

病理检测不仅可判断肿瘤的良、恶性，还可以帮助判断**预后**，最重要的是可以为诊疗提供可靠的依据。

不言而喻，喉咙是我们的一个重要器官，对于呼吸、发音和进食起着十分重要的作用。对喉的良性病变应以保护功能为首要目的，而对喉的恶性病变应以消除肿瘤为首要目的。喉癌的治疗方法或多或少都将会对这些功能带来影响，有时甚至会致残，而喉的良性病变治疗后则大多数不会或可能轻微地影响到喉的功能。其原因是治疗方式方法不同。因此，在治疗开始前，获得病理诊断以明确良、恶性是十分必要的一步，可以为决定治疗方案提供非常重要的依据。喉部肿瘤的治疗方案，如手术或放射治疗，即使是选择手术治疗，也有不同的手术方式，如激光手术、部分喉切除、全喉切除等。如不典型增生（是上皮细胞由于长期受到慢性刺激出现的不正常增生）、癌前病变（黏膜白斑）、原位癌及肿瘤分化程度（代表肿瘤的恶性程度）等这些病理检测结果所提供的信息对决定治疗方案、方式及判断**预后**都是非常重要的，也是十分必要的。

25. 为什么取过活检标本后有时还要再取？

对于病理诊断的作用，也需要进行辨证的对待，病理诊断也有其局限性，主要表现在因**活检**标本、标本取材和切片检查均属抽样检查，最终在显微镜下见到的仅是病变的极小部分，有时不能代表整个病变。此外，病理诊断是否可靠也与病理标本的选取有关，有时肿瘤组织在喉内部位相对隐蔽，在喉镜下取的部位和组织量也常常有限，也可能造成**假阴性**的结果。因此，对临床诊断与病理诊断不符的患者，应及时复查病理诊断，若病理诊断确切无误，可考虑病理标本的选取是否相当，必要时重新取材，再次做病理诊断，以免造成误诊，贻误治病时机。所以，病理诊断既是诊断癌症的金标准，但同时也不是唯一的标准，只有综合多种检查结果，才能准确诊断癌症。

26. 喉癌的相关抗原有哪些？

至目前为止还没有发现可应用于临床检测的喉癌的相关抗原，某些医院有时做一些化验检查，如癌胚抗原（CEA）、抗胰蛋白酶（AAT）、胎盘碱性磷酸酶（PAKP）、淀粉酶（AMY）、芳香烃羟化酶（AHH）、磷酸己糖异构酶（PHT）和乳酸脱氢酶的同工酶（LDH）等的检查都缺乏特异性，没有太大的实际意义，但有时也可以作为喉癌治疗后观察病情变化的参考指标。

27. 喉癌患者检查鳞状细胞癌抗原有何意义？

鳞状细胞癌抗原（SCC）是一种相对特异性的鳞状上皮细胞癌标志物，也是最早用于诊断鳞癌的肿瘤标志物。子宫颈癌、肺癌、头颈部癌患者血清中SCC均可见升高，其浓度随病期的加重而增高，临床Ⅲ期头颈部癌阳性率检出为40%，临床Ⅳ期时阳性率增至60%。子宫颈癌的阳性率较高，可达80%。肺鳞癌阳性率约为46.5%，食管癌约为31.3%。临床上还用于监测这些肿瘤的治疗疗效、复发、转移以及**预后**评价。故如果怀疑鳞癌，建议检测血清SCC。

28. 在病理上喉癌分为哪些类型？

组织学上喉癌以鳞状细胞癌最常见，占95%～98%，腺癌少见，约占2%，未分化癌、淋巴肉瘤、纤维肉瘤少见。喉鳞状细胞癌依其发展程度可分为原位癌、早期浸润癌和浸润癌3种类型。疣状癌属于喉浸润型鳞状细胞癌的一个亚型，较少见，占喉癌的1%～2%，此型肿瘤向喉腔呈疣状生长，形成菜花样肿块，生长缓慢，转移少见。喉部继发性癌肿瘤不多见，一般系从甲状腺、喉咽、食管扩散浸润而来。从远处转移的喉癌罕见，可从皮肤黑色素瘤、消化道腺癌、乳腺癌、肾上腺瘤、肺癌等转移而来。

29. 什么叫TNM分期？

T是指原发肿瘤(tumor)，N是指是否伴有区域淋巴结（regional lymph nodes）转移，M是指是否有远处转移（metastasis）。国际抗癌联盟和美国癌症联合委员会都建议可以根据肿瘤在这3个方面的评价结果对恶性肿瘤进行分期。该分期包括影像学检查评价结果判定的临床分期和手术后病理检查结果评定的病理分期，即该分期系统包括临床分期和病理分期。每隔6～8年其分期标准会进行一次修订，现在应用的是2009年第七版。

30. 为什么要对喉癌进行分期？

恶性肿瘤一旦明确诊断，接下来就应该对其进行分期。医生们为了判定肿瘤的病程，提出了用分期的方法来加以区别。喉癌分期是以解剖学为基础制订的，主要依据肿瘤大小、淋巴结是否有转移、邻近脏器或血管受累以及远处脏器转移情况来判断具体的分期。我们喉的解剖结构非常精细复杂，发生于不同部位的喉癌，其生长、侵犯、转移的规律也有区别，同一部位肿瘤病变大小、病期的早晚将直接影响疾病的治疗效果和**预后**，医生根据其各自特点制订出尽可能合适的治疗方案或手术方法，因此治疗开始前将喉癌分期就非常重要也十分必要了，准确分期对制订治疗方案以及**预后**判定都有着至关重要的作用。同时分期还用以评估治疗效果，方便各治疗中心交换临床信息，提供共同统一的标准，以便继续深入研究肿瘤，提高治疗效果。其中最主要的目的是：各治疗中心之间能够相互准确的交流诊治经验。

31. 什么叫临床分期？

临床分期是指通过各种临床检查、影像学检查和内镜检查，评估原发肿瘤的范围以及是否有局部和远处转移，从而对患者的肿瘤做出的分期。临床分期是制订治疗方案的基础，只有准确进行临床分期，才能制订出适当的治疗方案。决定治疗方案时医生会根据患者的具体病情考虑是先手术还是先选择其他治疗，如果首选手术治疗方案，还需考虑选择什么样的手术更适合于患者。医生们也可以根据临床分期，大致判定患者的治疗效果。

32. 喉癌如何分期？

目前，全世界公认的肿瘤分期标准是由国际抗癌联盟（UICC）和美国癌症联合委员会（AJCC）制订的恶性肿瘤 TNM 分期标准。喉癌分期是其中之一，这些分期只适用于有病理证实的喉上皮来源的癌瘤。将喉划分为 3 个解剖区，即声门上区、声门区和声门下区。

声门上区又划分为 5 个亚区，即
①舌骨水平以上会厌（包括会厌尖、
会厌喉面及舌面）；②杓会厌皱襞；
③杓状软骨区；④舌骨水平以下会
厌；⑤室带，喉室。声门区包括声
带、前联合和后联合。声门下区：
从声带游离缘下方 5mm 至环状软骨
下缘。

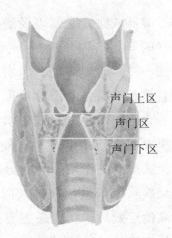

声门上区

声门区

声门下区

采用 2009 年 AJCC 第七版恶性
肿瘤 TNM 分期标准，喉癌 TNM 临床
分类中的 T 是指原发肿瘤，同时用

喉划分为 3 个解剖区

1、2、3、4 描述肿瘤在喉的具体累及范围，T 分期简单如下：

喉癌 T 分期

分期	声门上型	声门型	声门下型
T_1	肿瘤限于声门上一个亚区，声带活动正常	肿瘤侵犯声带，声带活动正常	肿瘤限于声门下
T_2	肿瘤侵犯声门上一个亚区以上或小范围相邻部位，无喉固定	肿瘤侵犯声门上或声门下，或声带活动受限	肿瘤侵及声带，声带活动正常或受限
T_3	肿瘤限于喉内，声带固定	肿瘤局限于喉内，声带有固定	肿瘤限于喉内，声带固定
T_4	肿瘤侵及喉外组织	肿瘤侵透甲状软骨板或侵及喉外组织	肿瘤侵及喉外组织

N 是指是否伴有区域淋巴结即颈部淋巴结转移，一般也用 1、2、
3 来描述。淋巴结的大小，其淋巴结仅仅是单个而且最大径在 3cm

或以下，为 N_1，淋巴结最大径在 6cm 或以上，为 N_3，其他颈部淋巴结转移情况可列为 N_2。

M 是指是否有远处转移，M_0 即无远处转移，M_1 代表有远处转移，常见的远处转移部位有肺、肝、骨。

当然，上述分期，仅作为大致了解，医生在临床应用时会更加细化。

33. 如何了解所患的喉癌是早期还是晚期？

依据检查所获得肿瘤在喉的病变范围（T），以及是否有颈部淋巴结（N）和远处（M）转移而进行的分期，将三者根据不同肿瘤情况组合成临床分期，分为 Ⅰ、Ⅱ、Ⅲ、Ⅳ期，如下表。

喉癌临床分期

分期	原发灶	远处转移	颈淋巴结
Ⅰ期	T_1	N_0	M_0
Ⅱ期	T_2	N_0	M_0
Ⅲ期	T_3	N_0	M_0
	T_1，T_2，T_3	N_1	M_0
ⅣA 期	T_1，T_2，T_3	N_2	M_0
	T_{4a}	N_0，N_1，N_2	M_0
ⅣB 期	任何 T	N_3	M_0
	T_{4b}	任何 N	M_0
ⅣC 期	任何 T	任何 N	M_1

表中 Ⅰ、Ⅱ期为早期，Ⅲ、Ⅳ为中、晚期。患者对表里的内容

可能并不了解，但是从表中可以看出，Ⅰ、Ⅱ期，也就是早期，只包括 T_1、T_2 的病变，癌变病灶局限于喉的某一解剖位置，或轻微侵及邻近结构。除此之外，只要有声带固定，或有淋巴结转移，或远处转移等，均属于晚期。当然，不同晚期之间还分许多具体情况。医生会根据各种具体情况，选择适合个体的最佳治疗方案，以争取最好的治疗效果。

上述分期可能对于普通患者来说还是比较复杂，为了便于理解，简单概括为早、中、晚 3 期如下：

早期喉癌：指Ⅰ～Ⅱ期病变，肿瘤局限在喉腔内，声带活动正常或受限。

中期喉癌：指Ⅲ期病变，肿瘤局限于喉内伴声带固定或伴颈部转移淋巴结≤3cm。

晚期喉癌：指Ⅳ期病变，肿瘤侵犯到喉腔外（如侵犯甲状软骨、气管、食管、颈部组织等），或颈部淋巴结直径>3cm，或有远处脏器转移。

34. 什么是病理分期？

病理分期是通过对手术切下来的肿瘤标本进行病理组织学检查，证实肿瘤的侵袭范围，并结合术前影像学检查做出的分期。病理分期是对临床分期的进一步确认，如果临床分期与病理分期有差异，则以病理分期为准。病理分期确定了肿瘤的侵袭范围，是制订术后治疗方案的基础。如果病理检查发现肿瘤侵及淋巴结、邻近器官等，则提示手术后容易出现局部复发或远处转移，因此，医生们一般会考虑手术后加用化疗、放疗等方案。当然，医生也可以根据病理分期的结果，大致推断治愈率的高低，还可根据病理分期建议患者治疗后采取的**随访**方案等。病理分期的标准与临床分期标准是一样的。

35. 什么是肿瘤标志物？

肿瘤标志物是指在恶性肿瘤发生和增殖过程中，由于肿瘤细胞的基因不同表达（高或低表达）而合成、分泌并脱落到体液或组织中的物质，或是由机体对肿瘤反应异常而产生并进入到体液或组织中的物质。这些物质有的不存在于正常人体内，只存在于胚胎中，有的在正常人体内含量很低，当身体内发生肿瘤时其含量则会逐渐增加超过正常人的水平。总之能够反映肿瘤存在和生长的这一类物质被称为肿瘤标志物。

36. 目前去医院抽血化验能查几种肿瘤标志物？

到目前为止人类发现的与肿瘤相关的标志物有大约上百种，但是能够常规应用到临床实验室检测的项目只有几十种，以下是临床常规检测的部分肿瘤标志物。

临床常用的肿瘤标志物检测项目及其临床意义

编号	肿标名称	英文对照	参考范围	临床意义
1	甲胎蛋白	AFP	0~7ng/ml	是诊断原发性肝细胞癌和生殖细胞的标志物。常见 AFP 水平增高的疾病有肝癌、睾丸癌、卵巢癌等；转移性肿瘤也会增高；良性疾病如肝硬化、急慢性肝炎、先天胆道闭锁等也可增高
2	糖类抗原125	CA125	0~35U/ml	用于卵巢肿瘤的辅助诊断及肿瘤复发的监测。其他恶性肿瘤如乳腺癌、胰腺癌、肝癌、胃癌、肺癌等也可见增高，子宫内膜异位、盆腔炎等也可见增高

续　表

编号	肿标名称	英文对照	参考范围	临床意义
3	糖类抗原153	CA15-3	0~25U/ml	是乳腺癌辅助诊断及复发监测的指标。肺癌、卵巢癌患者也可见不同程度的升高
4	糖类抗原199	CA19-9	0~37U/ml	是结肠癌、胰腺癌的辅助诊断指标，肝胆系统癌、胃癌、食管癌、乳腺癌、淋巴瘤、卵巢癌等也会出现不同程度升高。胰腺炎时也会增高
5	糖类抗原724	CA72-4	0~9.8U/ml	是消化、生殖、呼吸系统等腺癌的主要辅助诊断指标。常用于检测胃、肠道及卵巢上皮的恶性肿瘤
6	糖类抗原242	CA242	0~20U/ml	是结肠癌、胰腺癌的辅助诊断指标
7	癌胚抗原	CEA	0~5ng/ml	结肠癌、胰腺癌、胃癌、肺癌、肝癌、乳腺癌可见增高，一些非肿瘤疾病也可增高
8	细胞角质素片段19	Cyfra21-1	0~3.3ng/ml	是诊断非小细胞肿瘤的指标
9	铁蛋白	FER	男：30~400ng/ml 女：13~150ng/ml	常用于肝癌患者 AFP 测定值低时的补充检测项目，其他肿瘤（肺、胰腺、胆道、大肠等）患者铁蛋白也可相应增高
10	总前列腺特异性抗原	T-PSA	0~4ng/ml	前列腺癌、前列腺增生、前列腺炎患者血清 T-PSA 都可升高
11	游离前列腺特异性抗原	F-PSA	0~0.93ng/ml	辅助 T-PSA，诊断及鉴别诊断前列腺癌

编号	肿标名称	英文对照	参考范围	临床意义
12	神经元特异性烯醇化酶	NSE	0~18ng/ml	是小细胞肺癌的特异性诊断标志物。对于神经内分泌系统肿瘤、神经细胞瘤、黑色素瘤、甲状腺髓样瘤也有重要诊断价值
13	鳞状上皮细胞癌抗原	SCC	0~1.5ng/ml	是鳞状上皮细胞癌的诊断指标。子宫颈鳞状上皮细胞癌、肺鳞癌、食管癌、膀胱癌肿瘤患者血清中都可见升高
14	组织多肽特异性抗原	TPS	0~110U/L	多数上皮细胞肿瘤呈阳性，非上皮组织来源的肿瘤呈阴性

37. 当怀疑某种肿瘤时，为什么医生常要求查几种肿瘤标志物？

怀疑某种肿瘤时，医生常要求查几种肿瘤标志物，原因是每种肿瘤标志物的灵敏度和特异性都不同。单一指标只能反映某种肿瘤的一个侧面，联合检测多种肿瘤标志物，可以提高该种肿瘤的阳性检出率，帮助临床医生对疾病的诊断。

38. 什么是肿瘤标志物的灵敏度？

灵敏度表示某一试验从已知某一种疾病的人群中查出这种病真正阳性结果的比率，该比率即为该试验方法的灵敏度。例如测定100例结、直肠癌患者血清中 CA242 的含量，如果 60 例阳性、40 例阴性，那么 CA242 诊断结、直肠癌的灵敏度为 60%。

39. 什么是肿瘤标志物的特异性？

特异性表示某一试验能从正常人群中检出某一疾病的阴性结果的能力。例如测定 100 例正常人血清中 CA19-9 的含量，如果 2 例阳性、98 例阴性，那么 CA19-9 诊断结、直肠癌的特异性为 98%。

灵敏度为 100% 和特异性 100% 的理想肿瘤标志物至今仍未发现，目前临床常规检测的肿瘤标志物都没有完全的器官特异性。恶性肿瘤是非常复杂的疾病，因此为了提高诊断的灵敏度，医生常要选择几项相关的检测标志物，辅助临床判断病情。

40. 哪些化验检查需要空腹？

患者到医院做血液化验前，负责采集静脉血的护士都要询问"吃饭了吗？是空腹吗？"部分医院在抽血室和检验申请单上也有提示："患者抽血前应空腹"。

随着医学的发展，临床检验项目不断增加，截止到 2013 年我们国家批准的检验项目就有 1000 多项。各个医院根据临床诊疗的需求不同，开展的检验项目数量和内容也不同，但是基本的检验项目是相同的，基本检验项目包括几大类：血液、生化、免疫等，如血、尿、便常规检验，肝功能、肾功能、血糖、血脂、凝血相关项目、肝炎病毒等检验。

临床生物化学检测项目中肝功能系列，肾功能系列，血脂系列，血糖，离子及血液凝集等系列项目的检测，需要空腹抽血检测。

临床血液、尿液的基础检验项目中血常规、晨尿常规需要空腹抽血或留尿检测。

临床免疫检测项目中甲状腺功能相关的检测项目需要空腹抽血。

41. 为何要空腹抽血?

（1）人在空腹时，机体处在相对的生理**基础代谢**状态，这个时间段抽血检验其测试结果能够准确反映机体真实情况，并且可排除饮食、药物等因素对检测的影响。

（2）多数人在早间运动较少，而经过进食、劳动、运动、工作等诸多相对运动量较大的因素的影响下，可使一些化验指标发生波动，不利于测定结果的相对稳定和准确。人体生物周期的变化，某些项目指标因采血时间不同，变化较大，如**皮质醇**分泌高峰在早晨，下午至晚间则逐渐下降。血液基础检验中的血常规里的项目就是随着一天当中进食、活动等**基础代谢**的变化而波动，因此在同一时间测定的结果具有可比性，如果需要定期监测某个项目比较结果时，建议在相同的时间段进行检测，另外与以往所做结果做比较时还要结合病情综合分析。

（3）若早晨验血前进食，尤其是吃了牛奶、豆浆、油炸食品、鸡蛋、糕点等食物后，食物消化后产生的大量**乳糜微粒**便会很快地吸收进入血液，此时的血液就会"浑浊"，医学上称为"**脂肪血**"。由于不少血液生化检查是通过标本颜色的变化来做出判断的，若血液因**乳糜微粒**而显得浑浊时，那么检验人员和检测仪器就很难观察分辨清楚。特别是在使用仪器做血脂测定时，"**脂肪血**"将影响测定的准确性。食用高糖食物 2 小时内可使血糖迅速升高，不能反映真实的血糖结果。因此在前一天晚间进食后到第二天清晨，空腹时间达 10 小时以上，身体内各种化学物质才能达到相对稳定和平衡，此时抽血可得到相对稳定和准确的结果。因此，建议做生化相关项目检验时采用空腹抽血，但在特殊情况需要时也可以在清淡饮食后 6 小时采血化验，不过，做血脂检验时，必须在餐后 10~12 小时方可采血。为了使某些验血项目检测的更精确，希望患者一定要遵循医嘱。

42. 不同医院检测的肿瘤标志物检验结果有可比性吗？

在不同医院检测的肿瘤标志物检验结果不一定具有可比性，主要是由于以下 4 方面的原因：

（1）不同的检测方法就会导致检验结果存在差异。临床上常用的检测方法有电化学发光、化学发光、放射免疫、酶联免疫吸附试验等方法，各医院应用的检测方法存在差异。

（2）同一种检测方法所应用的试剂品牌的差异也会导致检验结果存在差异。不同品牌的试剂，其生产工艺、抗原抗体反应体系和检测线性范围均存在较大的差异。

（3）检测体系不同也会导致检验结果存在差异。即使是试剂厂家和检测方法都相同，但采用不同型号的检测设备，其检测结果也会存在略微差异。

（4）采用的试剂批号不同也会导致检验结果存在差异。即使是试剂厂家、检测方法和检测体系完全相同，但采用的试剂批号不同，检验结果之间也会存在一定的差异。

所以，很难保证不同医院间检测的肿瘤标志物检验结果在数值上有可比性；但是，尽管不同试剂厂家、不同检测方法和不同检测体系所得到的具体的检验结果可能不同，但在判断检测结果阴、阳性方面却具有较高的一致性。

目前，卫生部临床检验中心和各省/市临床检验中心已经对常见肿瘤标志物检验项目如 CEA、CA125 和 AFP 等开展室间质量评价工作，确保同一检测方法、同一试剂厂家、同一检测体系的不同医院的检验结果具有较高的可比性。

为了保证检验结果的可比性，满足肿瘤患者对病情监测的需要，有几个建议：①最好选择在同一家医院连续进行肿瘤标志物的检测；②如果不能在同一家医院，尽可能选择采用相同的检测方法或同一厂家的检测系统进行检测；③尽量选择较高等级的医院或信誉好的商业化临床检验中心，这些单位一般都能按照规定参加卫生部临床检验中心和各省/市临床检验中心组织的室间质量评价，并在实验室内部开展室内质量控制，能够保证检验结果的准确性。

总之，将不同医院的肿瘤标志物检验结果进行比较时，应注意其采用的检测方法、试剂生产厂家以及检测体系等是否相同，相同时比较才有意义。

43. 治疗后患者复查时检测肿瘤标志物正常，是否仍需要继续进行影像学等检查？

监测恶性肿瘤复发是肿瘤标志物在临床中应用的重要部分。在病情监测过程中，肿瘤标志物的异常升高，应警惕肿瘤复发或进展。如果复查过程中发现肿瘤标志物正常，是否提示病情控制稳定，不需要继续进行影像学等检查呢？

事实上，即使复查中发现肿瘤标志物正常，患者仍需遵医嘱做进一步检查，主要有以下两方面的理由：

（1）肿瘤标志物是恶性肿瘤发生过程中肿瘤细胞分泌或肿瘤细胞破坏而释放入血的抗原成分，当肿瘤较小或肿瘤细胞释放的抗原量较少时，释放入血的抗原成分非常有限，且被全身的血液大幅度稀释，可能无法被现有的技术检测到，造成检测结果的**假阴性**。

（2）肿瘤细胞本身存在异质性，即使相同病理类型、相同临床分期的患者，其血清肿瘤标志物的浓度也存在很大差异。因此，并不是所有的肿瘤复发时，均会伴有肿瘤标志物的升高。

44. 复查发现肿瘤标志物增高，患者应该怎么办？

治疗过程中，医生往往会定期检测患者的血清肿瘤标志物，作为判断病情的参考依据。如果复查中发现肿瘤标志物较上次检测明显升高，首先要警惕肿瘤复发或进展，建议患者遵医嘱及时进行影像学等检查；此外，血清肿瘤标志物的测定受到许多因素的影响，不排除单次检测存在某些干扰因素导致**假阳性**的可能，应遵医嘱复查肿瘤标志物。

45. 接受放、化疗的患者需要定期检测哪些指标？有什么意义？

肿瘤患者接受放、化疗期间要严格遵医嘱及时复查血常规，以免因**骨髓抑制**而出现严重的后果；其次，要根据所采用的治疗方案，重点检测部分脏器有无受到药物的副作用带来的损伤，如及时复查肝脏功能和肾脏功能等。发现问题临床医生会采取措施及时纠正。

46. 接受放、化疗的肿瘤患者为什么要频繁进行血液常规检查？

因为放、化疗对患者骨髓造血功能有影响，因此，接受放、化疗的肿瘤患者在放、化疗之前一定要进行血液常规检查，以确定是否能够进行放、化疗。血液常规检查白细胞计数需大于$3.0 \times 10^9/L$、血小板计数需大于$80 \times 10^9/L$的患者才能进行放、化疗。若白细胞、血小板太低，是不能进行放化疗的，如果在白细胞、血小板较低时进行放、化疗，药物会进一步抑制骨髓的造血功能，进而使得白细胞、血小板进一步的降低，这样很容易使得患者免疫力下降，易发感染，或者血小板太低造成出血等危险情况。在放、化疗期间以及结束后也要定期复查血液常规，以监测患者骨髓造血状态。那在放、化疗结束后为什么还要定期监测血常规呢？有的患者在放化疗结束时查血常规可能是正常的或者稍低，不需要药物进一步治疗，但是一般的化疗药物或者放疗的射线还会有后期效应，这些效应并不能完全在治疗期间显现，在治疗结束后还会继续影响骨髓的造血功能，使得白细胞、血小板进一步的降低，所以放、化疗结束后也还是需要定期复查血常规，以便及时发现问题，及时给予相应的治疗，防止紧急危险情况的发生。

47. 什么是晨尿？尿液常规分析为什么一般要求留取晨尿进行检测？

医生在开尿常规检查时一般都会交待患者最好留取晨尿进行送检，那么什么是晨尿呢？晨尿就是清晨起床后第一次排尿时收集的尿液标本。这种尿液标本较为浓缩，尿液中的血细胞、上皮细胞、病理细胞、管型等有形成分的浓度较高、形态也较为完整，有利于尿液形态学和化学成分分析。

48. 什么是中段尿？留取合格的尿常规分析标本有哪些注意事项？

留取尿液常规分析时一般要求患者取中段尿标本进行送检，那么什么是中段尿呢？中段尿顾名思义就是排尿过程中中间排出的尿，既不留先排出的尿，也不留最后排出的尿，只收集留下中间段的尿液。这种标本有什么好处呢？它可以避免男性精液和女性外阴部的一些分泌物混入尿液标本中对检查结果造成影响，从而出现一些检

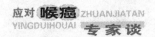

查项目的假性升高。

尿常规分析标本虽然易得，但是留取合格的标本以得到正确的化验结果也是至关重要的。尤其是尿标本一般由患者自己留取送检，患者更应该遵从医嘱留取标本。那么留取合格的尿常规分析标本还有哪些注意事项呢？

（1）留取尿常规分析标本前到医院指定地点领取清洁的一次性标本容器。

（2）女性患者应避开月经期，在外阴清洁的情况下留取中段晨尿送检。

（3）男性患者应避免精液、前列腺液等对标本的污染。

（4）留取标本后要立即送检。如送检不及时就会导致尿液中细菌增殖、酸碱度改变，细胞等有形成分破裂，造成检测结果的不准确。

49. 尿培养有细菌检出一定是尿路感染吗？

不一定。因为尿液标本极易受杂菌污染，如采集中段尿时尿液受到尿道口正常菌群（如葡萄球菌、大肠杆菌等）或周围环境的污染、尿液放置时间过久（超过 2 个小时），均可能导致尿培养有细菌检出。另外，在排除**假阳性**的基础上，清洁中段尿或导尿留取尿液（非留置导尿）定量培养革兰阴性球菌菌落计数 $\geqslant 10^5/ml$、革兰阳性球菌菌落计数 $\geqslant 10^5/ml$，才可诊断为真性细菌尿。这时，应结合患者临床表现，判断患者是否为细菌性尿路感染。

50. 如何留取合格的大便常规检查标本？

大便标本也是由患者自己留取送检，同样留取合格的标本对于得到正确的化验结果也是至关重要的。所以患者更应该遵从医嘱留取标本。留取合格的大便常规标本还有哪些注意事项呢？

（1）留取大便常规检查标本前到医院指定地点领取清洁的一次性防渗漏标本容器。

（2）应留取异常成分的粪便，如含有黏液、脓血等病变成分的标本送检；外观如无异常，需从表面、深处及粪便多处取材送检。送检标本大小以蚕豆大小为宜。

（3）灌肠标本或服油类泻剂的粪便标本不宜送检。

（4）应避免混有尿液、消毒剂及污水等杂物。

（5）留取后应立即送检。放置时间过久，可能会导致细胞破裂、阿米巴等一些寄生虫的死亡，难以检出异常成分，从而影响检测结果的准确性。

51. 什么是大便隐血检查？有哪些疾病会出现大便隐血阳性？

大便隐血检查就是用化学或免疫学的方法验证大便中是否含有血液的试验，这种情况下出血量一般很少，且因红细胞被消化分解肉眼见不到大便颜色改变，且大便常规显微镜检查也不能发现红细胞。阳性结果即表示大便中含有血液，引起大便隐血的疾病主要有消化道出血、药物性胃黏膜损伤、胃肠道结核、寄生虫病及胃肠恶性肿瘤等。因此，大便隐血检查也就成为了**筛查**消化道恶性肿瘤的重要检查项目之一。

52. 留取大便隐血标本需要做哪些准备？

由于化学法主要是通过血红蛋白中含铁血红素具有过氧化物酶的活性分解过氧化物、催化色原物质氧化呈色等一系列化学反应得出检测结果，这就要求患者应在留取大便隐血标本前3天禁食动物血、肉类、维生素 C 等，以免在用化学法检查大便隐血时出现假性结果。而用免疫法进行大便隐血检查时则是直接检测大便中的血红蛋白，故不需要禁食上述食品。但是如果出血部位在上消化道，由于红细胞或血红蛋白会被消化分解，这时采用免疫法进行检测则会出现**假阴性**结果，故需采用化学法进行检测。

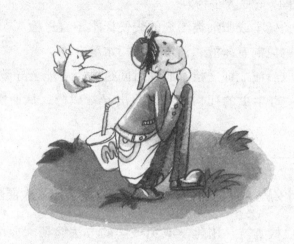

三、治疗篇

53. 目前喉癌有哪些治疗方法及其各自的优缺点是什么?

目前,治疗喉癌有效的方法仍为放疗与手术治疗。单纯化疗治疗喉癌基本无效。因此主要治疗方案有:单纯放疗、单纯手术、手术辅以术前或术后放疗的综合治疗及诱导化疗加放疗。

(1)放疗:大多数肿瘤治疗中心对局限于声带部位的喉鳞状细胞癌,肿瘤分型上也就是所谓的声门型 T_1、某些不适合部分喉切除的 T_2(双侧声带上有肿瘤)及某些不能耐受部分喉切除术后呛咳的声门上 T_1 及 T_2,首选根治性放疗。单纯放疗最大优点是发音质量明显优于外科手术,以及对某些不适合部分喉切除的病例,使喉得以保留。其缺点是前联合或声带突受侵的声门型 T_1 病例,单纯放疗的治愈率明显低于部分喉切除。单纯放疗可致长期咽喉干燥不适,甚至少数病例合并喉软骨坏死。另外单纯放疗治愈病例中,少数病例有放疗致癌的危险。

(2)手术:由于近30年来各种保留喉功能的部分喉切除术的逐渐广泛开展,单纯外科手术已成为 T_1、T_2、T_3 声门型喉癌及 T_1、T_2 及某些 T_3 声门上型喉癌应用最广的治疗方式。外科手术包括支撑喉镜下病灶切除,CO_2 激光病灶切除,各种部分喉切除及全喉切除。单纯外科手术治疗喉癌的优点为治愈率高于根治性放疗,所需治疗时间短、后遗症少及日后相邻部位重复癌的治疗相对较容易,其缺点为某些手术治疗后,发音质量差,某些病例甚至失去发音功能。

(3)手术+放疗或放疗+手术:外科手术辅以术前或术后放射的综合治疗经过30多年的实践总结,大多数喉癌病例综合治疗的效果并不明显优于单纯外科手术，所以应严格其**适应证**。目前综合治疗主要应用于较晚的喉癌病例，如侵犯口咽或下咽的声门上型喉癌、声门下受侵较广的声门型喉癌、声门下型喉癌、喉外软组织受侵的各型喉癌，伴有 N_2、N_3 或包膜外侵的 N_1 喉癌。综合治疗可提高这些晚期病例的局部或区域肿瘤控制率。可能由于放射剂量的不同，放射与手术间隔的长短均可影响综合治疗的效果，所以有些报道未能显示出综合治疗的结果优于单纯手术。综合治疗的缺点为治疗所需时间长、费钱费力。

（4）化疗+放疗：近 10 多年来，陆续有一些关于旨在保留喉的诱导化疗加放射治疗喉癌的报道。该方法为先行 2~3 周期的诱导化疗（常用的药物有顺铂和 5-FU），若肿瘤缩小明显则行根治性放疗，若经诱导化疗后肿瘤缩小不明显，则行外科手术，术后再辅以放疗。该方法的优点为，使 50% 左右按常规治疗方法（手术+放疗）需行全喉切除的病例的喉得以保留，而其治愈率和常规的全喉切除加放疗类似。其缺点为治疗时间长，比外科手术加放疗更费时费钱，且化疗毒副作用大，所以对诱导化疗加放射的应用仍存在较大争议，有待今后更多实践、探索和改进。

54. 什么叫综合治疗？

综合治疗的概念是根据患者的具体情况，如身体情况、肿瘤病理类型、侵犯范围（病理分期）和发展趋势，合理地、有计划地应用现有的治疗手段组成最佳组合，以期较大幅度地提高治愈率、延长生存期、提高患者生活质量。肿瘤的综合治疗并不是简单地将手术、化疗、放疗、生物治疗和中医药治疗等治疗方法进行组合，而是一个系统的治疗过程，是一个有计划、有步骤、有顺序的因人而异个体化治疗的综合，需要手术、放疗和化疗等多学科有效地协作才能顺利完成。综合治疗方案不是一个机械不变的模式，在具体诊治过程中，会随着诊断的逐步完善和疗效的差异等予以适当调整。

（一）外科治疗

55. 手术前患者为什么需要禁食、禁水？

所谓禁食、禁水，是指禁止吃食物和饮水。一般手术前都要求患者禁食、禁水，其主要目的是排空胃内容物，避免术中、术后发生呕吐而造成**误吸**。因为手术操作时刺激腹膜或内脏，有些麻醉药物也可刺激消化系统，造成患者呕吐。而麻醉后，呼吸道的保护性反应已减弱，故呕吐物可**误吸**入呼吸道引起阻塞或吸入性肺炎。

正常人胃内物质排空需要 4~6 小时，当情绪激动、恐惧、焦虑或疼痛不适时，可导致排空速度减慢，因此成人一般在手术前 8~12 小时开始禁食，以保证胃的彻底排空。有些患者偷偷地瞒着医生和护士进食水，这是非常危险的，这样极易造成手术中**误吸**，甚至会导致窒息死亡的严重后果。如果术前禁食、禁水时间不够或又吃了东西，则需推迟手术时间，甚至取消手术。

56. 月经期患者能接受手术吗？

除非是急诊手术，对月经期患者不宜实施择期或限期手术。因为月经期患者脱落的子宫内膜含有较多**纤溶酶原激活物**，导致血液中**纤维蛋白溶解系统**活动增强，容易使出血量增多，增加了手术危险性。此外，月经期患者抵抗力降低，增加了感染的风险。

57. 手术当天患者家属应该做点什么？

手术当天患者的直系亲属应该在患者进入到手术室前到达病房陪伴患者，这对患者是一个安慰。在手术进行过程中，家属需在手术等候区耐心等待，不要离开，因为在手术中如果发现一些特殊情况，医生需要及时找家属商谈，并请家属做出决策。手术结束后，患者回到病房，在向手术医生和麻醉医生了解病情后，家属就可以按照医院要求留人陪护或由院方监护。

58. 手术前为什么需要患者做好心理上的准备？

手术前有些患者会产生焦虑、紧张、恐惧、不安及抑郁等不良情绪，这些不良情绪可影响患者的睡眠、食欲等，导致患者身体健康状况下降，免疫功能减退，致使机体对病毒、病菌等的抵抗力降低，还可导致患者心率加快、血压升高等问题，这些都会增加手术的风险及术后发生并发症的机会。因此，积极的情绪和良好的心理准备是保证手术顺利进行的首要条件。

59. 为什么手术前需要患者进行呼吸道准备？

手术后患者因为伤口疼痛而不敢深呼吸、咳嗽和排痰，导致呼吸道分泌物在气道内积聚，降低了肺的通气量，加重了气道阻塞，而造成肺不张，呼吸道易感染而导致肺炎，因此需在手术前进行呼吸道准备。

吸烟的患者应该在手术前 1~2 周停止吸烟，以减少上呼吸道的分泌物。

练习正确咳痰的方法：腹式呼吸（用鼻深吸气，尽力鼓起腹部，屏气 1~2 秒钟后，嘴唇微缩成吹蜡烛状缓慢呼气，呼气时腹部自然回缩）数次→深吸气→憋住气→放开声门，收缩腹肌使气体快速冲出将痰咳出。

有呼吸道炎症者，术前应用抗生素、雾化吸入等治疗，待感染控制后才可以接受手术。

60. 手术前一天为什么要为患者做手术区域皮肤准备？

皮肤是机体的天然防御线，手术会破坏此防御线而增加感染的机率。手术前进行皮肤准备的目的就是预防手术后切口感染。皮肤准备通常在手术前 1 天进行，皮肤准备的内容包括除去患者手术区域的毛发、污垢及微生物。手术区皮肤准备的范围一般应包括以切口为中心，半径在 20cm 以上的范围。此外，手术前 1 天患者还应修剪指甲、剃须、洗头、洗澡。小儿可以不剃体毛，只做清洗。

61. 手术日需要患者做什么准备？

手术日不要化妆，要去除唇膏、指甲油，以便于手术中观察患者末梢血液循环情况；要取下活动性假牙，因为假牙可能会脱落而阻塞呼吸道；取下发卡、假发、金属物品、饰物等，因为金属会导电，饰物会伤及患者；将随身携带的所有贵重物品，如首饰、钱、手表，交由家属保管；如为助听器、隐形眼镜，可暂时戴着，以便于与手术室工作人员谈话、沟通，但应于手术前一刻取下。患者贴身穿着干净的病服；依照要求禁食、禁水；术前要排空膀胱，其目的是为了避免麻醉后造成手术台上排尿，避免腹部等手术过程中误伤膨胀的膀胱，避免患者手术后因受麻醉影响或麻醉未清醒而发生

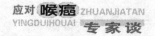

排尿困难。

62. 什么叫根治性手术？什么叫姑息性手术？

根治性手术是指以力求达到根除疾病为目的而命名的外科手术，属于局部治疗手段，对不同恶性肿瘤实施根治性手术切除的范围都有具体规定，是恶性肿瘤外科治疗的标准术式之一。对于绝大多数早期恶性肿瘤患者通过根治性手术可以达到根治的目的。

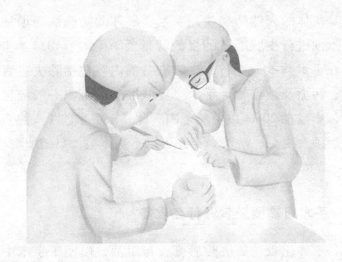

但需注意的是，根治性手术并非都能达到根除肿瘤的目的，此外，某些早期癌症并不需要切除如此大的范围也能达到"根治"的效果，并能保留器官的功能。因此，患者及家属应该听听医生们的建议是否实施根治性手术或保留器官功能的手术。

姑息性手术是指以减轻患者痛苦、提高患者生活质量，延长生存期、减轻体内肿瘤负荷为目的切除原发病灶或转移性病灶的手术。

63. 什么是择期手术、限期手术和急诊手术？

外科手术根据疾病的危急程度分为择期手术、限期手术和急诊手术。

急诊手术是指需要在最短的时间内必须进行的紧急手术，否则会危及患者的生命，如肝、脾破裂导致出血的手术。

限期手术是指需要在一定限期内实施的手术，即外科手术时间不宜过久延迟，手术前要有一定的准备时间，否则会影响其治疗效果或失去治疗的有利时机的一类手术。如各种恶性肿瘤的根治性手术。

择期手术是指可以选择适当的时机实施的手术，手术时机的把握不致影响治疗效果，容许术前充分准备或观察后，再选择最有利的时机施行手术。如对良性病变进行的手术、整形类手术等。

64. 手术前患者为什么要做全面检查？

外科手术是一项有创伤性的诊疗手段，并伴有不同程度的风险。因此，在手术前进行全面的检查是了解患者身体状况、疾病情况、手术耐受能力和可能出现的风险的重要步骤。检查一般包括常规检查和专科检查两方面。手术前常规检查主要包括：血液常规及血型，尿常规，便常规，心电图，胸部正、侧位 X 线片，超声波检查，肝、肾脏功能，血液电解质，**生化全套**，血糖，**凝血功能，乙肝两对半**，丙肝，艾滋病，梅毒等相关检查。专科检查则要根据病变的部位进一步行影像造影、CT、MRI 等大型仪器设备的检查，**腔镜检查**，相关肿瘤标志物检查，细胞学检查，肿瘤组织**活检**或穿刺**活检**病理学检查，所有这些都是为了准确诊断，仔细制订手术计划，更好地完成手术，保障患者健康。

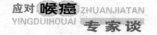
65. 为什么要签署知情同意书？

签署知情同意书是国家法律法规的要求，国务院颁布实施的《医疗机构管理条例》第 33 条规定：医疗机构施行手术、特殊检查或者特殊治疗时，必须征得患者同意，并应当取得其家属或者关系人同意并签字；无法取得患者意见时，应当取得家属或者关系人同意并签字。《执业医师法》第 26 条规定：医生进行实验性临床医疗，应当经医院批准并征得患者本人或者其家属同意。

人的生命健康权是受法律严格保护的，个人身体所蕴含的生命和健康，只有自己有处置权，其他任何人无权处置。手术这种有风险性的医疗行为包含着对患者身体即健康权、生命权的处置。医生有手术技能，但又无权擅自处置患者身体，患者出于治疗疾病的目的，需授权医生为自己实施手术。手术知情同意书的签名正是患者对其身体支配权的外部表现形式。

66. 术前需要履行哪些知情同意手续？什么人有资格签署手术知情同意书？

患者知情同意即是患者对病情、诊断和治疗（例如手术）方案、治疗的益处及可能带来的风险、费用开支、临床试验等真实情况有了解与被告知的权利，患者在知情的情况下有选择接受与拒绝的权利。按卫生部要求应由患者本人签署知情同意书。当患者不具备完全民事行为能力时，才会由其法定代理人签字；患者因病无法签字时，也可以由其授权的人员签字。知情同意选择权是每一个患者都具有的权利，知情同意书可以作为医疗机构履行说明告知义务的证据，也是患者及家属行使知情权的证据。让患者及其亲属能客观认识到诊疗目的、效果、可能产生的并发症及意外等情况，充分享有知情权。

在患者接受诊治的过程中，需要患者履行的知情同意手续包括以下几个方面：

（1）术前、术中知情手续：所有手术前主管医生会与患者进行术前谈话，并签署手术知情同意书，其内容包括术前诊断、手术指征、手术方式、可选择的诊疗方法及优缺点、术中和术后的危险性、可能的并发症及防范措施。术中置入身体的内置物（如吻合器、固定器等），术前谈话中会记明选择的类型；术中病情变化或手术方式改变需及时告知患者家属并由被委托人书面在告知单上签名。手术的不确定因素较多，手术引起患者新的疾病甚至死亡的风险与疾病的治疗效果相伴相随。有时候手术可能达不到根治疾病的目的，达不到患者希望的理想状态，甚至可能会使患者失去生命。手术风险具有不确定性、不可预测性等特征。

（2）如果在治疗中进行临床试验、药品试验、医疗器械试验及其他特殊检查、特殊治疗，主管医生将在治疗前向患者及家属告知相关情况，征求意见，由患者及家属签署同意检查、治疗的知情同意书。

（3）创伤性诊疗知情手续：对患者进行任何创伤性诊疗均需进行谈话告知并签写同意书，内容包括当前的主要病情、采取创伤性诊疗活动的目的及必要性、医疗风险、其他可选择的诊疗方法及优缺点、可能的并发症、注意事项及防范措施。

（4）麻醉知情制度：在进行麻醉操作前，麻醉医生会告知患者相关情况并由患者或被委托人签写同意书，告知内容包括术前诊断、麻醉名称及方式、麻醉风险、防范措施。

（5）输血知情制度：输血前经管医生会向患者告知相关情况并由患者或被委托人签写同意书，告知内容包括输血的目的、必要性、种类、数量、可能发生的风险、并发症及防范措施。

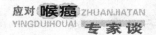

67. 手术前医生找患者谈话，患者及家属需要了解哪些内容？

手术前的患者和家属最重要的是要消除思想顾虑，做好心理和生理各个方面的准备。患者及家属可以向主管医生或主刀医生咨询手术目的、麻醉方式、手术方式以及术中、术后可能出现的各种风险或不适等情况。同时配合医务人员做好术前准备，术前因其他疾病服用药物的应向医生说明，以明确是否需要停药。

68. 手术知情同意书中写了那么多并发症，是否都会发生？

并发症是指患者出现了现代医学科学技术能够预见但却不能避免和防范的不良后果，一般分为两种情况：一种是指一种疾病在发展过程中引起另一种疾病或症状，如消化道肿瘤可能引发肠梗阻、肠穿孔或大出血等并发症；另一种是指在临床诊疗和护理过程中，患者因治疗一种疾病而合并发生了与诊疗这种疾病有关的另一种或几种疾病或症状。外科手术并发症是影响手术效果极为重要的因素，也常常是损害患者健康甚至导致死亡的重要原因。手术知情同意书中写的并发症均是基于手术对组织器官损坏可能带来的病症，术中、术后是否发生并发症受多种因素影响，每位患者的自身状况、疾病情况、医疗单位及医生的技术水平等许多因素都是影响并发症发生的因素。并发症的发生机率也受多种因素影响，比如高龄患者手术并发症发生的机率就大于年轻患者。并不是手术知情同意书中写的并发症都会发生，医护人员也会尽力减少并发症的发生。

69. 主要的麻醉方法有哪些？

主要的麻醉方法有 3 种：全身麻醉（简称全麻）、局部麻醉（简称局麻）和椎管内麻醉。

每一种麻醉还有许多不同的形式和操作方法，麻醉医生会根据手术方式和患者自身状况选择最佳的麻醉方法。

70. 什么是全身麻醉？

麻醉医生可以通过呼吸面罩或气管导管给患者吸入全身麻醉药，也可以通过静脉途径给患者注射麻醉药。麻醉药物抑制中枢神经系统，大脑不能从神经系统那里接受任何的疼痛信号，患者表现为暂时神志不清，全身痛觉丧失、遗忘，反射抑制和骨骼肌松弛。麻醉药物对中枢神经系统抑制的程度与体内药物浓度有关，并且可以控制和调节。全身麻醉期间，麻醉医生会使用各种设备严密监测患者的**生命体征**和各重要脏器的功能，适当调整麻醉深度。这种抑制是完全可逆的，手术结束后停止使用麻醉药物，体内残存的麻醉药物可以被代谢分解或从体内排出，患者的神志及各种反射会逐渐恢复。

71. 全身麻醉对大脑会不会有损伤？

常有患者问麻醉医生："全身麻醉会不会损伤大脑影响智力或记忆力？"答案是不会的。目前临床使用的所有全身麻醉药其作用都是短暂的、一过性的，即停止使用后经过短时间的代谢分解，可排出体外，其麻醉作用也会完全消失，更不会产生对中枢神经系统的任何伤害和不良反应。因此不必担心全身麻醉会损伤患者的大脑。

72. 什么是局部麻醉？

局部麻醉是将局麻药应用于身体外周局部神经时，只产生躯体某一部位的麻醉，使该部位不感觉疼痛。局部麻醉也是完全可逆的，不产生组织损害。常用的局部麻醉有表面麻醉、局部浸润麻醉和神经阻滞麻醉。表面麻醉是将局麻药与局部黏膜（如眼黏膜、鼻腔黏膜、口腔黏膜等）直接接触，穿透黏膜作用于神经末梢而产生局部麻醉作用。我们经常所说的局麻主要是指局部浸润麻醉。局部浸润麻醉是沿手术切口分层注射局麻药，麻醉组织中的神经末梢而产生局部麻醉作用。神经阻滞麻醉不是把局麻药用于神经末梢，而是把局麻药注射于神经干（丛）旁，阻断神经的传导功能，达到手术无痛的目的，常用的神经阻滞麻醉有臂丛麻醉和颈丛麻醉。

73. 什么是椎管内麻醉？

广义上讲椎管内麻醉也属于局部麻醉的范畴，但所能麻醉的范围更广，因其独特的解剖特点而单归一类。硬膜外麻醉和蛛网膜下腔麻醉（简称腰麻）都属于椎管内麻醉。椎管是椎骨和周围韧带围成的管状结构，内有脊髓，脊髓周围依次有软脊膜、蛛网膜和硬脊膜包裹，硬脊膜和蛛网膜毗邻比较紧密，在椎骨和周围韧带与硬脊膜之间的潜在性间隙称为硬膜外腔，在蛛网膜与软脑膜之间的潜在性间隙称为蛛网膜下腔。在后背的适当位置经椎骨间穿刺把局麻药注入硬膜外腔即硬膜外麻醉，把局麻药注入蛛网膜下腔即蛛网膜下腔麻醉。

74. 椎管内麻醉后会不会落下腰疼的毛病？

椎管内麻醉是在后背的适当位置进行穿刺经过脊椎间的间隙给药而达到暂时阻断神经传导的作用，操作过程中穿刺针要依次经过腰背部特定的皮下组织、肌肉、韧带等，虽然针头非常细小也可能会导致腰背部的肌肉、韧带损伤，这些损伤的组织需要有修复的过程，所以椎管内麻醉后腰部会有轻微不适或疼痛，只要术后注意休息，一般 1~2 周后都可痊愈，不会落下长期腰疼的后遗症。

75. 什么是局麻强化麻醉？

有些可以在局部麻醉下完成的手术，由于患者紧张、恐惧，甚至不配合行为，需要在局部麻醉的同时辅助基础麻醉。基础麻醉就是静脉应用一些药物使患者进入类似睡眠但非麻醉的状态，患者保留自主呼吸，对手术过程无知晓。手术过程中要求麻醉医生连续监测患者的心电图、呼吸、血氧等重要**生命体征**，掌握好用药剂量和浓度，同时要准备好急救设备，及时发现和处理一切异常情况。

76. 通常所说的"全麻"或"半麻"指的是什么？

"全麻"即全身麻醉，手术中患者将完全失去知觉和痛觉，医生经静脉将麻醉药物注入患者的体内，在患者"睡着"后将气管插管插入，帮助患者呼吸，并吸入麻醉气体。"半麻"包括：硬膜外麻醉、腰麻（蛛网膜下腔麻醉）。"半麻"下患者是清醒的，如果患者希望"睡着"，也可以给予镇静剂。

77. 什么是气管插管？会不会很难受？

全身麻醉后患者的自主呼吸消失，为确保患者呼吸道通畅，需要在患者的气管内置入一根气管导管与麻醉机相接行控制呼吸。气管导管通常从患者的口腔或鼻腔插入气管内，插管前麻醉医生会从静脉注射一些药物使患者意识消失、呼吸停止、肌肉松弛（临床上称为麻醉诱导），然后才行气管插管，所以患者对整个插管过程没有感觉，也不会感到难受。

78. 什么样的治疗需要麻醉？

任何可能引起疼痛的手术和检查均有必要进行麻醉。如所有外科、妇产科、耳鼻喉科、眼科、口腔科等的各种大、中、小手术以及胃肠镜检查及治疗、支气管纤维镜检查、膀胱镜检查及治疗和介入治疗等均需在麻醉下进行。

79. 麻醉有什么风险吗？

麻醉的风险性不仅与外科手术大小、种类、麻醉方法有关，而且还与患者术前的身体状况及所患疾病有关。实施麻醉后会影响患者生理状态的稳定性；手术创伤和失血可使患者生理功能处于**应激状态**；外科疾病以及并存的内科疾病会引起不同程度的病理生理改变；这些都能增加麻醉的风险。因此"只有小手术，没有小麻醉"。麻醉医生的工作就是使这些风险降到最低。手术前完善一些必要的检查和准备，将患者的身体调整到最佳状态，手术过程中利用先进的仪器随时监测患者的**生命体征**，都是为了保证麻醉安全。如发现由于手术、麻醉或是患者原有的疾病产生威胁患者生命的问题时，医生会及时采取各种措施，维持患者生命功能的稳定。

80. 为什么麻醉医生术前要访视患者？

为减少麻醉手术后并发症，增加手术安全性，麻醉医生需要在手术麻醉前对患者的全身情况和重要器官生理功能做出充分的评估，评定患者接受麻醉和手术的耐受力，并采取相应的防治措施，选择适当的麻醉药物及方法，这都需要手术前对患者进行访视。麻醉医生在手术前需要了解的情况包括：①病史：患者是否有心脏病、高血压、糖尿病、气管炎、哮喘、青光眼等疾病；②过敏史：患者是否对药物（尤其是麻醉药）和食物过敏？**过敏反应**是否很严重；③手术及麻醉史：患者是否接受过手术和麻醉？有无不良反应等；④生活习惯：患者是否吸烟？每天吸几支烟？是否经常喝酒？睡眠好不好？等等。麻醉医生根据患者的不同情况制订相应的麻醉方案，同时向患者及家属解释有关的麻醉注意事项，回答患者提出的问题。签署麻醉知情同意书和决定术后镇痛方式也是在手术前访视时完成。总之，有效的手术前访视可以让麻醉医生对将要进行的麻醉做到心中有数，是患者麻醉安全的重要保证。

81. 麻醉医生为什么要询问患者的既往病史和目前的身体状况？

由于麻醉和手术会对人体的各项生理功能产生影响，所以麻醉医生要尽可能多地了解患者的情况。麻醉医生在手术中除了要使患者解除疼痛、感到舒适外，同时还要全程监测患者的各项**生命体征**，保证患者术中各重要**生命体征**平稳。麻醉医生必须熟悉患者的身体状况及既往疾病的治疗经过，这样才能为手术选择合适的麻醉方法和监护措施，并把目前的治疗延续到手术中。对病情的详尽了解将帮助麻醉医生对麻醉、手术中发生的异常情况做出快速、准确的判断和有效的治疗。

82. 麻醉医生为什么要了解患者的吸烟史和饮酒量？

香烟和酒精对机体的影响很大，有时甚至超过服用药物的作用。由于烟、酒对人体的心、肺、脑、肝等器官会产生不同的影响，所以吸烟、饮酒可改变术中药物的作用。如酒精依赖症的患者中枢神经系统对吸入麻醉药和静脉诱导药有较高耐受性。由此可见让麻醉医生了解患者吸烟、饮酒的情况是十分重要的。有些患者会有所保留地告诉医生自己吸烟及饮酒的数量，要知道麻醉医生只有充分了解患者的身体状况才能为患者提供安全的麻醉方法，所以要对医生讲实话。

83. 术前戒烟多长时间有效？

戒烟早期，有些患者咳痰量会增加，还有些患者出现新的气道反应性疾病或原有疾病症状加重。戒烟早期还可能出现与尼古丁戒断相关的激动和焦虑症状（也就是烟瘾发作）。停止吸烟2天（至少12小时），吸烟产生的有害物质和尼古丁水平降至正常，机体由于吸烟导致的缺氧状态也会有所改善，但研究表明，只有戒烟6~8周以上，手术后呼吸系统并发症才有显著降低。但癌症手术基本上都是择期手术或限期手术，往往不能等这么久才实施手术，至少在手术前戒烟2天还是应该能做到的，当然，彻底戒掉更好。

84. 手术前患者为什么需要禁食、禁水？

绝大部分的手术都会要求患者术前禁食、禁水，保持胃肠道的排空状态。这是因为手术麻醉诱导时患者肌肉处于松弛状态，这时胃里如果有食物和水，可能会反流到口腔、咽部或反流到气管和肺里引起**误吸**，威胁患者的生命安全，手术后肺炎的发生率也会提高。为了患者的安全，严格执行手术前禁食、禁水的时间和服药是相当重要的。

近年来术前禁食 12 小时的传统观念已经改变，因为这种方式不能确保胃部排空，还可能造成患者不必要的脱水和**应激状态**。目前，成人患者无**误吸**危险因素的指标为：禁食固体食物至少 8 小时；术前 2 小时禁饮；麻醉前 1~2 小时服用口服术前药。对特殊患者，例如有活动性反流或做胃肠道手术的患者，更严格的限制是必要的。

85. 手术前患者一直在服用的心血管药物停不停用？

有些患者术前一直在服用某些心血管药物，例如降压药、抗凝药、治疗心律失常等药物，降压药及治疗心律失常的药物手术前不要停药，手术当天早晨也要继续服用，这样有利于手术中维持患者的循环稳定，降低手术风险。**围手术期**抗凝药的应用有严格的要求，要咨询主管医生和麻醉医生。

86. 患者可以选择麻醉方式吗？

可以。一些手术可以采用多种麻醉方法，麻醉医生在了解、分析手术要求和患者具体情况之后，会选择一种合适的麻醉方法，并告知患者和做必要的解释。如患者对某种麻醉有自己的看法，可以对医生提出，医生会考虑患者的意见并结合麻醉原则要求制订出安全、有效、舒适的麻醉计划。

87. 为什么要签署麻醉知情同意书？家属可以代签吗？

由于个体差异及合并疾病的不同，每个人对麻醉的耐受和反应都不一样，麻醉过程中可能会出现意外和并发症。任何麻醉都伴随着一定的风险，作为患者及家人，有必要也有权利充分了解麻醉存在的风险，这就是为什么手术患者都要进行麻醉前谈话并签字的原因。原则上只要患者有一定的认知能力，那么患者的意愿永远是第一位的，应该由本人签署术前麻醉知情同意书，这是患者的权利。但如果家属和患者本人有良好的沟通，家属能够代表患者的意愿，患者本人又签署了委托协议，委托给某位家属代替做主，那么这位家属就可以代签麻醉知情同意书。

88. 手术前患者特别紧张怎么办？

任何人接受手术治疗时都会紧张，这是正常的反应。消除患者的紧张心理是麻醉医生术前访视要做的一件事，访视时麻醉医生应向患者解释手术前、后的程序，患者也应放松心情，对有疑问的地方可向医生咨询以消除疑虑。患者家属应该配合医生做一些安慰工作，尽量减轻患者的紧张情绪。如果患者晚上不能入睡可告诉值班医生，值班医生可以给患者服用一些安眠药物帮助睡眠。手术前充足的休息，保持良好的体力对手术和术后恢复都很重要。

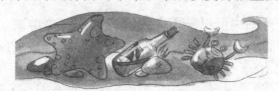

89. 肿瘤手术通常采用什么麻醉方式？

肿瘤手术的麻醉方式有多种：吸入或静-吸复合全身麻醉、持续硬膜外麻醉、局部阻滞麻醉等。麻醉方式要结合肿瘤患者的具体情况及手术特点来选择，既要保证患者安全，还要满足手术中无痛、肌肉松弛、消除内脏牵拉反射等手术要求。目前，大部分肿瘤手术因为手术需要切除的范围大，对麻醉的要求较高，所以通常采用全身麻醉。也有一些短小的手术会采用其他的麻醉方式，如四肢表皮的小肿瘤可在局麻下完成、膀胱或前列腺肿瘤手术可采用硬膜外麻醉、乳腺局部切除**活检**和妇科宫颈锥形切除的手术可选用局麻强化麻醉等。

90. 术前化疗对麻醉有影响吗？

使用化疗药后会对身体各脏器产生毒性作用，主要表现为心脏毒性（心功能不全、心律失常、心电图改变等）、**骨髓抑制**、重要脏器功能损害（肝、肾、肺等）、**胃肠道反应**、**过敏反应**等。化疗药也会与麻醉药物产生相互作用，增加麻醉和手术的风险。不过作为患者不用担心，麻醉医生会根据患者的身体状态和所用的化疗药物制订相应的麻醉方案，以确保患者术中安全平稳。

91. 患者应该怎样配合麻醉和手术？

麻醉与手术能否顺利进行，除了医务人员的技术水平和认真负责的工作精神外，患者配合也十分重要。

（1）要树立信心，相信医生，放松心情。过分紧张，睡眠不好，可使手术当天血压波动，影响麻醉和手术。

（2）患者要严格按照医生的嘱咐进行准备。对医生要讲实话，尤其是全身麻醉手术前，是否吃了东西，是否发热，女性患者是否有月经来潮等情况都应先告诉医生，让医生考虑是否暂停手术，以免引起不良后果。

（3）进手术室前，要排空大、小便，戴有活动假牙的患者要取下假牙，以防麻醉插管时脱落，误入食管或呼吸道。不要把贵重物品带进手术室。

（4）不同的手术，不同的麻醉，所采取的体位也不同。腰麻和硬脊膜外麻醉，需患者采取坐位或侧卧位进行穿刺操作，当医生和护士为患者摆好体位后，不能随意移动或改变，如有不适或疼痛，可告诉医生，乱动会影响穿刺操作。

（5）有的手术要插导尿管或胃管，这些导管都会给患者带来一些不适或疼痛，需要忍受，千万不能随意将导管拔出。

（6）非全身麻醉手术，患者在手术台上处于清醒状态，应安静闭目接受手术，不要随意和医护人员谈话，更不要胡乱猜疑医护人员的某些话，以免引起误会或枉背包袱。

92. 松动的牙齿或假牙对麻醉有什么影响吗？

如果患者有松动的牙齿或者假牙的话，麻醉医生在气管插管时可能会损伤到牙齿，导致松动的牙齿脱落、牙龈出血，脱落的牙齿可能会掉入气管引起窒息。所以对于活动性的或能取下的假牙，术前要求全部取下，交家属保存。特别是前面的单颗假牙最好摘掉，后面的固定假牙没有关系，整口的假牙不用摘掉，带着还可以保护牙龈，起支撑作用。明显活动的前门牙，在手术前应请口腔科医生处理。

93. 患同样疾病的老年人与年轻人哪位麻醉风险更大?

一般来讲，处于相同环境中年龄越大，麻醉与手术风险越大。与年轻患者相比，老年患者常合并有糖尿病、高血压、心血管疾病、脑血管病等全身性疾病，这些高危险因素会增加手术及麻醉的困难程度。对于老年患者，除非紧急手术，都需要在手术前将患者的各项合并症尽可能控制在代偿良好的范围内，以降低麻醉风险。老年患者对于麻醉药的耐受程度、代谢排泄都要差于年轻患者，可使麻醉风险增加。但麻醉和手术的风险是由多种因素决定的，比如麻醉医生的经验、患者所就诊医院的综合实力等，所以手术风险应该结合环境因素综合判断，只要准备充分，给老年人做手术也可顺利完成。

94. 喉癌外科手术的路径和方式有哪些?

喉癌外科治疗根据实施路径分为两种情况，一是采用腔镜或内镜经口腔进入，用专用器械进行手术切除；二是从颈部切开进入到喉咽腔实施手术。第二种外科治疗方法又依据肿瘤情况分为许多种手术方式，其中包括半喉切除术、部分喉切除术、喉近全切除术和全喉切除术等手术方式。

选择不同手术路径或手术方式主要是依据肿瘤在喉内发生的位置、大小、范围及深度、病理性质情况与患者颈部淋巴结转移情况综合考虑后的结果。此外，还应考虑每种方法对发音质量、生存质量以及对日后邻近部位重复癌治疗的影响等因素，同时也还要考虑患者个体的要求，来决定最终选择某一手术路径或手术方式。

95. 能做保留喉功能的手术吗？

随着对喉癌局部扩展规律认识的不断深入、临床经验的不断积累及重建技术的不断完善，保留喉功能的各种部分喉切除术得到了越来越广泛的应用。除了对 T_1 期及绝大多数 T_2 期喉癌患者普遍地采用部分喉切除术以外，目前，很多医疗中心对一些中期喉癌患者也积极开展各种部分喉切除术，可采用这种手术的**适应证**包括：①环构关节未受侵，声门下受侵较局限，另一侧声带活动正常的声门型 T_3 期喉癌患者；②向下侵犯声门的声门上型 T_2 期及某些 T_3 期喉癌患者；③会厌前间隙受侵的声门上型喉癌患者；④某些舌根或咽侧受侵较局限的声门上型喉癌患者；⑤某些梨状窝内壁上部受侵的声门上型喉癌患者。临床资料表明，各种部分喉切除术治疗上述那些局部病变较广的喉癌所取得的治愈率与同样期别病变所行全喉切除的治愈率类似。

96. 做保留喉功能的手术需要具备什么条件？

各种保留喉功能的部分喉切除手术正在逐渐被普遍接受和开展，并取得了相当满意的效果。研究发现，喉的声门上区结构与声门和声门下区结构分别来源于两个不同胚基；还发现声带黏膜下几乎没有淋巴管，声门上淋巴系统与声门、声门下淋巴系统是互不交通的，两侧声带淋巴管也几乎没有交通。喉内韧带肌腱和软骨将喉分成很多解剖间隔。有些韧带和间隔对喉癌的局部扩展，有一定屏障和局限作用。以上这些研究结果是保留喉功能的手术治疗喉癌取得良好效果的理论依据。这些胚胎学及解剖学的特点很好地诠释了声门上喉癌不易向声门区扩展的原因，也证明了采用水平或垂直部分喉切除术治疗早期喉癌的可行性，而且也收到了良好的效果。加上对不同原发部位肿瘤特定的生长扩展规律的了解，也为设计各种不同的部分喉切除手术提供了充分的依据。部分喉切除手术经历了漫长而曲折的发展历程和几代人不懈的努力和探索。当今各种保留喉功能的部分喉切除手术治疗早期或较早期喉癌完全可以取得和过去传统的全喉切除相类似的治愈率。

97. 喉癌患者能做腔镜手术吗？

早期喉癌患者可以做腔镜手术，但是即便是早期，也只对于适合的患者才能获得最好的治疗效果，患者是否适合仍然至关重要。早期，一般是指病变局限于声门或声门上某一区域，医生们可以根据具体情况选择腔镜手术治疗。腔镜手术包括在显微喉镜下病灶及声带黏膜剥脱术和支撑喉镜下 CO_2 激光病灶切除术等方法。该手术方法的优点为创伤小，恢复快，发音质量好。

98. 声门型 T_1 期喉癌有什么治疗方法？

声门型 T_1 期喉癌属于早期病变。目前有多种治疗方法，各种方法的治愈率大体类似，各有其优缺点。治疗方法的选择除了根据病变部位和范围外，还需要考虑治疗后对发音质量的影响等因素，当然也要考虑患者的要求。具体治疗方法和**适应证**及其特点如下：

（1）显微喉镜下病灶及声带黏膜剥脱术：适用于声带中部原位癌、早期浸润癌以及声带癌前病变的切除。该方法的优点为创伤小，发音质量好，有些小的复发病变可重复治疗。其缺点为若病变浸润较深，术后容易复发。

（2）支撑喉镜下 CO_2 激光病灶切除术：适用于声带中部的癌

灶。喉镜下不能完全清楚暴露的部位不适合此方法。该方法优点为
创伤小、出血少，可同时切除声带肌肉，甚至切除整个声带，不仅
适用于原位癌也可适用于浸润癌，经此方法治疗后复发病例仍可用
此方法再治疗，仍有可能获得好的效果。

（3）放疗：放射治疗声带癌最大优点为治疗后发音质量好，其
缺点是患者会有喉咽部长期干燥或不适感。在选择放疗时要考虑到
患者的年龄、职业等因素，对 40 岁以下的患者要慎重选用放疗。对
声音要求较高或两侧声带全长受累的病例应首选放疗。少数放疗后
失败的病例可经部分喉切除手术成功救治，其余病例可通过全喉切
除手术治愈。肿瘤的部位对放疗效果有一定影响，声带中部癌放疗
效果最好，前联合受侵及声带突受侵将使局部控制率明显下降。

（4）经颈部**开放性手术**：**开放性手术**的优点为局部控制率略高
于放疗，治疗时间短，最终失去喉的机率低。但**开放性手术**的最大
缺点为发声质量差，所以，对发声质量要求较高的患者应慎重选用。
要根据病变的位置、大小的不同分别采用不同的术式。对声门型 T_1
期喉癌患者实施**开放性手术**的局部控制率稍高于放疗。

99. 声门型 T_2 期喉癌有什么治疗方法？

声门型 T_2 期喉癌是指声带癌伴有声带活动受限，或声带癌向下
侵犯声门上或声门下，声带活动正常或受限，由于其向声门下或声
门上侵犯，其局部扩展方式和途径以及生物学行为与单纯局限在声
门区的声带癌有很大不同，无论是外科手术还是根治性放疗，其治
愈率均低于声门型 T_1 期喉癌。外科手术对局部肿瘤的控制率要高于
放射治疗。

对手术方式的选择多数情况下可考虑保留喉功能的部分喉切除
手术，同样是声门型 T_2 期喉癌，根据肿瘤侵及范围不同，选择的手

术切除方式包括：垂直或扩大垂直半喉切除术、额侧或扩额侧垂直部分喉切除术、环状软骨–舌骨–会厌固定术或近全喉切除术等。切除喉的结构越多，对喉功能的影响就越大。

对根治性放疗的**适应证**颇有争议，患者的要求可作为参考之一。对声门下受侵较广或两侧声带全长受侵的 T_2 期病例，若患者对发声质量要求较高，而声带又活动正常者可首选放疗。对全身情况差不能耐受手术的病例也可首选放疗。对声门下受侵较广而且声带活动受限的病例应选择手术辅以术前或术后放疗的综合治疗，放疗野应包括颈部气管食管旁甚至部分上纵隔，以减少气管造口复发癌的发生。

100. 声门型 T_3 期喉癌有什么治疗方法？

声门型 T_3 期喉癌是指声带固定的声带癌，可伴有声门下或声门上侵犯或声门上下同时侵犯，可伴有或不伴有对侧声带的侵犯。

尽管病变范围各不相同，但最主要的特点是一侧声带固定。传统的治疗方案有两种意见，第一种是采用全喉切除术，第二种是首选根治性放疗，失败后再采用全喉切除手术救治。第一种方法的优点是治愈率稍高于第二种方法，其最大缺点是失去喉的功能。第二种方法优点是可使能被治愈的患者中半数病例的喉功能得以保留，其缺点为救治手术的并发症发生率高，长期放疗后遗症及远期放疗并发症较多。近些年来对声门型 T_3 期喉癌患者的治疗方式有某些变化，可选择适合的患者采用扩大垂直部分喉切除术、近全喉切除术、手术加放疗的综合治疗、诱导化疗加放疗等方法治疗，在获得同样生存率的情况下，使喉的保留率有所提高。

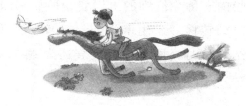

101. 声门型 T$_4$ 期喉癌有什么治疗方法？

声门型 T$_4$ 喉癌是指声带癌已侵出喉外，常伴有声门下广泛受侵或声门上受侵。声门癌向喉外扩展的途径一般是先侵犯声门旁间隙，然后侵犯甲状软骨至喉外，或经环甲膜至喉外，有时伴有环后或梨状窝受侵；喉外软组织可有不同程度侵犯，轻者仅有带状肌少许受侵，重者可有甲状腺受侵甚至颈前皮肤受侵。对声门型 T$_4$ 期喉癌患者的治疗意见比较一致，即全喉切除术加术前或术后放疗。术前放疗剂量一般 50Gy，术后放疗剂量为 60~65Gy。放疗野除喉本身外，还应包括颈部、气管、气管和食管旁及上纵隔。至于颈部放疗野应根据有无颈淋巴结转移来决定。全喉切除时喉外切除的范围应根据受侵范围决定，但应常规切除喉前带状肌，患侧甲状腺及甲状腺峡部、气管和食管旁及气管前淋巴结廓清，如果肿瘤侵及气管、皮肤或黏膜，切除范围要广，至少应包括肿瘤界以外 2cm 正常组织，缺损的组织器官采用适当组织瓣修复。尽管对声门型 T$_4$ 期喉癌患者采用手术加放疗的综合治疗方法，其治疗效果仍属最差，其治愈率仅为 25%~40%。

102. 声门型喉癌患者的颈淋巴结应如何处理？

大家可能听说过"颈淋巴结清扫"即淋巴结切除，常会想了解自己需不需要"颈淋巴结清扫"。患者大可不必担心，医生会根据患者的病情制订恰当的手术方案。声带黏膜下几乎没有淋巴管，只有在声带游离缘黏膜内有稀少纤细的淋巴管，所以局限在声带的早期癌很少发生颈淋巴结转移（发生率为 2%~10%），所以对其临床检查没有发现淋巴结转移时（医生在分期表述为 N$_0$），一般可以不做颈部颈淋巴清扫或放疗，只对临床已有颈淋巴结转移的病例行治疗性颈淋巴廓清。对颈部有多个淋巴结转移或淋巴结被膜明显外侵的病例，颈清扫术后或术前还应做颈部放疗，以减少颈部复发癌的发生机会。

103. 声门上型 T_1 期喉癌有什么治疗方法？

按美国癌症联合委员会（AJCC）划分，声门上分为 5 个亚区，即舌骨水平上会厌、杓会厌皱襞、杓状软骨区、舌骨水平以下会厌和室带。局限在任何一个亚区的癌均为 T_1 期病变。喉原发部位的治疗有外科手术、单纯放疗及喉镜下激光部分喉切除术，其局部控制率均较高，但外科手术对颈部控制率明显高于单纯放疗。在选择治疗方式时，除了考虑各种治疗方法的治愈率外，还应考虑哪种治疗方法的最终喉功能保留率高及患者对各种治疗方法的耐受情况。对声门上 T_1 期病变，外科手术的治愈率较单纯放疗高，且绝大多数病例行保留喉功能的部分喉切除后发音质量较好，而放疗失败病例中约 2/3 需行全喉切除手术救治。所以，外科手术后喉功能保留率高于单纯放疗。但单纯放疗比外科手术安全，适用于年龄大或肺功能差而不能耐受部分喉切除术后呛咳、有严重心肺血管疾病不能耐受手术或不愿意接受手术的患者。外科手术和单纯放疗各有利弊，在选择上应根据患者个体具体情况考虑。

喉镜下 CO_2 激光部分喉切除术主要适用于会厌根部以上的会厌癌患者，不适用于会厌根部癌、室带癌、杓会厌皱襞癌及杓状软骨区癌的患者。其优点为创伤小、恢复较快。

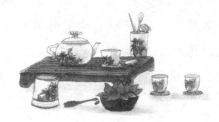

104. 声门上型 T$_2$ 期喉癌有什么治疗方法？

声门上型 T$_2$ 期喉癌是指肿瘤累及声门上 2 个或以上亚区，或向下侵犯声带，而声带活动正常。治疗目标和 T$_1$ 期喉癌一样，既要根治肿瘤又要保留喉的功能。对声门上型 T$_2$ 期病变，外科手术的治愈率明显高于单纯放疗。所以绝大多数情况下外科手术常作为治疗声门上型 T$_2$ 期喉癌患者的首选方案。

单纯放疗适用于：①患者年龄大或肺功能差不能耐受部分喉术后呛咳的病例；②全身情况差不能耐受手术的病例；③接近杓间中线的声门上癌。

除了以上 3 种情况不适合外科手术外，外科手术适用于其他所有声门上 T$_2$ 期病例，均可行声门上水平部分喉切除手术，或稍予扩大如加一侧杓状软骨切除手术、环状软骨上次全喉切除或 3/4 喉切除手术，各种部分喉切除手术局部复发后，均可行全喉切除手术予以救治。总之，对声门上型 T$_2$ 期病变，部分喉切除后，最终喉功能保留率可达 90%~95%。

105. 声门上型 T$_3$ 期喉癌有什么治疗方法？

声门上型 T$_3$ 期喉癌包括多种情况，声门上癌局限在喉内同时伴有一侧声带固定，或可以伴有侵犯会厌前间隙、侵犯梨状窝内壁、侵犯环后。后 3 种情况可同时伴有或不伴有声带固定以及可同时伴有或不伴有声门或声门下侵犯。

单纯放疗主要适用于：①已不适合部分喉切除但无明显深部浸润的病例，如肿瘤已近杓间中线但声带活动正常的声门上 T$_3$ 期喉癌，例如同时伴有会厌前间隙受侵或伴有梨状窝内壁受侵而杓区病变接近杓间中线的病例；②全身情况很差而不能耐受手术的患者。

对大多数声门上型 T_3 期喉癌患者外科手术常作为首选方案，应根据病变部位和范围的不同而选择不同的术式，这些选择包括声门上水平部分喉切除术、3/4 喉切除术（亦称水平垂直部分喉切除）、环状软骨上次全喉切除术。伴有一侧声带固定的声门上喉癌多数情况下不适合部分喉切除术，但某些情况下还可根据肿瘤侵及的具体状况，选择 3/4 喉切除术，术前或术后再辅以放疗。一侧声带固定声门旁间隙明显受侵的声门上型喉癌（杓间未受侵）应选择 Pearson 近全喉切除术。对一侧声带固定、杓间或环后受侵的声门上型喉癌患者应选择全喉切除手术治疗。

106. 声门上型 T_3 期喉癌患者在什么情况下采取手术辅以放疗的综合治疗方法？

声门上型 T_3 期喉癌病变多有深部浸润，颈淋巴结转移率较高（可达 50% 左右），所以单纯放疗效果很差，其治愈率仅 30%~35%，外科手术的治疗效果明显优于单纯放疗，其治愈率可达 50%~70%，手术辅以术前或术后放疗对局部病变较广泛的及颈转移淋巴结有被膜外侵犯的病例可提高其局部和颈部控制率。所以声门上型 T_3 期喉癌治疗方法的选择，常首选外科手术或手术辅以术前或术后放疗的综合治疗方法。

对于声门上型 T_3 期喉癌患者手术辅以放疗的综合治疗主要适用于：①喉室侧壁受侵者；②梨状窝内壁受侵者；③部分喉切除切缘阳性或全界过小者；④颈转移淋巴结有被膜侵犯的病例；⑤临床分期虽为 T_3 期，但术中发现已为 T_4 的病例。

107. 声门上型 T_4 期喉癌有什么治疗方法？

声门上型 T_4 期喉癌是指肿瘤侵出喉外。包括 4 种情况：一是侵犯舌会厌谷和舌根；二是侵犯咽侧壁；三是甲状软骨受侵破坏；四是通过甲状舌骨膜或环甲膜侵犯喉外软组织。所以声门上型 T_4 期喉癌所包含的范畴较广，其治疗也应根据不同的外侵部位和范围选择不同的治疗方式。单纯放疗对声门上型 T_4 期病变的患者效果很差，只应用于全身情况差，不能耐受手术的病例。喉外侵较重的病例，单纯外科手术效果也不理想，所以多主张对声门上型 T_4 期喉癌患者行手术加放射的综合治疗方法。20 多年的实践证明，若放射剂量得当，综合治疗可提高局部和颈部的控制率，但 5 年生存率提高不明显，可能是由于局部和颈部控制率的提高使更多患者生存期延长，以至有足够的时间使远处转移及第二原发癌表现出来。所以如何"预防"远处转移及第二原发癌将是提高远期生存率的重要途径之一。

对声门上型 T_4 期喉癌患者传统的外科术式为全喉切除术。全喉切除的范围也应随着喉外侵犯的部位及范围的不同而不同。喉前皮肤受侵的病例，全喉切除时应切除受侵皮肤周围足够的正常皮肤（通常为 2cm 安全界），较大的皮肤缺损应选择带蒂胸大肌肌皮瓣转移来修复，咽侧壁受侵的病例，全喉切除时应切除足够的咽侧壁，若咽侧壁缺损较大，应避免张力较大的拉拢缝合，可选择带蒂胸大肌皮瓣或其他肌皮瓣转移来修复咽壁缺损。

108. 声门上型 T_4 期喉癌患者还有可能保留喉吗？

近 20 多年的部分喉切除的实践表明，对某些病变较局限的声门上型 T_4 期喉癌，仍可行部分喉切除，若选择得当，其生存率与全喉切除类似。对外突型生长的会厌癌，虽然侵犯舌会厌谷和舌根，若前联合和声带未受侵，仍可行扩大的声门上水平部分喉切除术（包括切除部分舌根）。对甲状软骨有较局限性破坏及局限性带状肌受侵，若声门下无受侵、声带无固定及舌根无受侵的声门上型 T₄ 期病例，可选择环状软骨上次全喉切除术。

109. 声门下喉癌有什么治疗方法？

原发于声门下的喉癌较少见，约占喉癌的 4%。在早期常无症状，直到侵犯声带后才出现声音嘶哑或呼吸困难，所以就诊时多为较晚病期。声门下癌有环周生长的特点，常侵犯环状软骨、环甲膜及环状软骨气管间隙，所以甲状腺和下咽甚至食管常易受侵。声门下喉癌常转移至喉前和气管与食管旁淋巴结，有报告称气管与食管旁淋巴结转移率可高达 50%，所以声门下喉癌的治疗应包括全喉（包括部分气管及环后）切除术、气管与食管旁淋巴结廓清、甲状腺切除，必要时切除部分食管前壁，若有颈内静脉链淋巴结转移还应行颈廓清。为了降低术后局部复发率，术后应行放疗（包括喉、气管与食管旁及上纵隔）。声门下喉癌的**预后**差，其治愈率为 40%～50%。

110. 喉癌患者在什么情况下应做全喉切除手术？

在各种保留喉功能的部分喉切除术广泛开展的今天，医生将严格掌握全喉切除术指征，只有那些确实不适合部分喉切除术或近全喉切除术的病例才应选择全喉切除术。具体来讲具有下列情况之一者应考虑行全喉切除术：①甲状软骨广泛破坏或广泛侵犯喉前肌肉的喉癌；②环甲膜受侵较广的喉癌；③环状软骨受侵的喉癌；④肿瘤向后侵犯杓间或后联合或两侧杓状软骨区同时伴有一侧声带固定（若无声带固定可首选根治性放疗）；另一侧声带活动受限的喉癌；⑤环杓关节受侵的喉癌；⑥一侧声带固定伴声门下受侵较广（前部超过 10mm 声带突下超过 5mm）而且声门下病变已超过环周一半，环后癌或侵犯环后根已达中线的梨状窝癌；⑦伴一侧声带固定的声门下型喉癌；⑧根治性放疗失败且病变较晚的喉癌。

111. 早期声门型喉癌根治性放疗失败后患者还有机会保留喉功能吗？

喉癌根治性放疗后失败的病例具有某些特殊性。例如癌黏膜水肿常掩盖癌病变，使残存癌灶或复发癌灶不易及时发现；术中所见及术后病理检查所见残存或复发灶常比术前检查所见广泛（癌周正常黏膜下常有浸润）；甲状软骨或环状软骨较易受侵；术中较难判断安全切缘。鉴于以上这些特点，传统上常行全喉切除术救治。近些年来陆续有一些尝试部分喉切除救治早期声门型喉癌根治性放疗失败的报道，部分喉切除术救治成功率在 50% ~ 80% 不等。目前早期声门型喉癌根治性放疗失败后部分喉切除手术救治的**适应证**为：残存癌灶或复发癌灶仍局限在放疗前肿瘤部位而且杓状软骨区黏膜无受侵，对侧声带受侵不超过前 1/3 的 T_1 和 T_2 期病变。部分喉切除术救治的**禁忌证**为：声带固定、软骨受侵、声门下受侵较广、杓状软骨区受侵及伴有甲状软骨或环状软骨膜炎。早期声门型喉癌根治性放疗失败后部分喉切除手术救治的术式有：垂直部分喉切除、额侧垂直部分喉切除及环状软骨上次全喉切除。术中应常规送切缘冰冻病理检查，应保证手术切缘阴性，这是部分喉切除手术救治成功的最重要措施。

112. Pearson 近全喉切除术适用于什么样的喉癌患者?

该手术由 Pearson 首创，故此称之，实际是一种接近全喉切除的手术。有些较晚期的喉癌患者，面临全喉切除，医生根据喉部肿瘤情况，有时会试图尽其可能保留部分喉的功能，因而会考虑行该近全喉切除术。该手术除保留一侧杓状软骨体及其下方与之连接的一条喉黏膜和其相对应的一条环状软骨背板外，其余喉结构（包括部分气管）全部切除，将残存的喉黏膜缝制成管，这样气管与咽腔通过该管相通，肺和气管的气体通过该管进入咽腔而发声。该手术的最大优点为发音成功率高且术后进食不发生呛咳，其缺点为牺牲了喉的呼吸功能。主要适用于不适合行各种部分喉切除的病例，如①声门型喉癌声门下受侵较广；②声门上型喉癌向下侵犯声门下；③跨声门癌；④梨状窝癌侵犯喉致该侧声带固定；⑤甲状软骨局限性破坏而又不适合环状软骨上次全喉切除的病例；⑥某些根治性放疗失败后而又不适合其他部分喉切除的病例；⑦从病变范围上讲可行其他部分喉切除术的声门上型喉癌，但患者肺功能差不能耐受术后呛咳的病例。该手术**适应证**应较为严格，凡可行各类部分喉切除的病例（肺功能差不能耐受呛咳者除外），此术式均应列为禁忌。该手术不适合病变很晚的喉癌病例（如杓间受侵、环后受侵、声门下环周受侵等），所以该手术还不能完全取代全喉切除术。

113. 手术中是否需要输血? 输自己家属的血是否更安全?

输血是一种治疗手段，术中输血是在出血量达到输血指征时，可以给予适量的血液补充，如果术中出血也不少但又未达到输血指征时，考虑术后恢复的问题，也可以给予适量输血，所以术中是否输血还得依照病情。通常情况下，失血量在自体血容量 10% 以下可不必输血；血容量减少在 20% 以下，也不必输血，可补充适量的晶体溶液或胶体溶液；当失血量占血容量 20%~50% 时，在补充适量的晶体溶液或胶体溶液的同时，可输红细胞压积为 70% 的浓缩红细胞，使患者体内红细胞压积达到 35%；当血容量减少在 50% 以上时，除输浓缩红细胞、晶体溶液或胶体溶液外，还可适量输白蛋白、血浆或新鲜全血，必要时可输用浓缩血小板。

直系亲属不能相互输血是一个医学常识，只是很多人都被电视剧里演绎的亲属输血剧情所误导。《献血法》中明确规定，为保障公民临床急救用血的需要，国家提倡并指导择期手术的患者自身储血，动员家庭、亲友所在单位及社会互助献血。对于亲友互助献血，人们会有一个误区，就是患者献血之后，患者的血直接给患者的直系亲属用。事实上，亲朋好友参加互助献血之后，血站会规避直系亲属间相互用血。因为有时亲属间（如父母与子女）输血后并发移植物抗宿主病的危险性比非亲属间输血的危险性要大得多。再者，很多人觉得自己的亲人平时身体看上去很健康，这并不能真正代表亲人身体真的健康，有一些病症有很大的潜伏性，仅凭人们的肉眼根本无法判别。因此，患者输血治疗应避免使用亲属供者的血液，亲属献血后可由血液中心调剂使用。

114. 手术结束后会发生哪些状况？患者满足什么条件才能送回病房？

随着危重疑难患者施行复杂麻醉和手术的增加，手术的结束并不意味着麻醉作用的消失和主要生理功能的完全恢复。手术麻醉期间发生的循环、呼吸、代谢等功能的紊乱未能彻底纠正，手术结束后仍有发生各种并发症的危险。麻醉、手术后的患者仍需要在麻醉恢复室由经过专业训练的医护人员进行精心治疗、护理，这样麻醉后常见的恶心、呕吐、疼痛、血压过高或过低等并发症才能得到及时处理。全麻患者必须在完全清醒（意识清醒、肌力恢复）后，并且各重要**生命体征**平稳才能送至病房。对于病情危重还需要手术后持续监护治疗的患者，必须送重症监护病房治疗。

115. 麻醉恢复室是怎么回事？

麻醉后恢复室又称为麻醉后监测治疗室，负责对麻醉后患者进行严密观察和监测，直至患者的**生命体征**恢复稳定。恢复室紧邻手术室，以便于麻醉医生或外科医生对患者的观察及处理，如发生紧急情况也便于送往手术室进一步治疗。

手术与麻醉都会在一定程度上扰乱人体的正常生理状态，特别是对那些术前一般情况较差、经受了全身麻醉或大型手术的患者。手术后患者如存在麻醉未醒、呼吸循环功能不稳定等需要持续监护的情况，将被送入麻醉恢复室。麻醉恢复室内配备有专门的麻醉医生、麻醉护士及齐全的设备，能实施及时有效的监测和抢救，使患者顺利度过手术后、麻醉后的不稳定时期，保障患者的安全。

116. 什么样的患者需要到重症监护室监护？

重症监护病房又称为 ICU，是英文 intensive care unit 的缩写，原意为加强护理单位。重症监护病房是利用各种各样的现代化设备及先进的治疗手段（如呼吸机、监护仪、输液泵、起搏器、冰毯、胃肠道外营养等设备和治疗手段），对各种各样的危重患者，进行非常密切的观察并用特殊的生命支持手段，来提高这些患者存活机率的一个特殊治疗护理病区。ICU 收治对象，原则上为各种危重的急性或慢性的可逆性疾病的患者。主要包括：①各种复杂大手术后的患者，尤其术前有合并症（如合并心脏疾病、糖尿病、高血压等）或术中**生命体征**不稳定者（如循环呼吸不稳定、大出血以及手术创伤比较大可能出现并发症的患者）；②心、肺功能衰竭的患者；③各种类型的休克；④有严重心律紊乱的患者；⑤严重感染、败血症、感染性休克等**生命体征**不稳定的患者；⑥器官移植术后；⑦各类急性脑功能障碍危重期的患者；⑧严重营养及水、电解质和代谢严重失衡的患者；⑨各种原因心跳呼吸骤停，心肺复苏后需进一步生命支持的患者；⑩其他危重症需 ICU 监测和治疗的患者等。

117. 全身麻醉醒来时患者会有什么感觉？

一般全麻恢复时，由于麻醉药物的作用还没有完全消失，患者可能会嗜睡，可能会有伤口疼痛或咽部不适感，留置导尿管者可能因尿道刺激而有尿意等感觉。通常患者的麻醉医生在术前访视时会嘱咐患者如果手术后麻醉恢复时出现这样的情况应如何配合医生解决不适，比如，如果有导尿管患者直接排尿即可；如果伤口疼痛，可告诉医生，医生会给予患者合适剂量的镇痛药。

118. 手术后恶心、呕吐与麻醉有关吗？

麻醉当中应用的一些药物会导致术后恶心、呕吐，女性患者发生机率要高于男性。同时部分肿瘤患者术中会在病变部位（盆腔或腹腔内）预防性应用一些化疗药物，这也会导致术后的恶心、呕吐。预防性的应用止吐药物会减少其发生机率，也会改善恶心、呕吐的症状。

119. 手术后疼痛对患者有什么影响？常用的术后镇痛方法有哪些？

术后疼痛可引起患者心率增快、血压升高等症状；患者还可因疼痛无法或不敢用力地咳嗽，可能会导致肺部并发症；疼痛导致的胃肠蠕动减少会使胃肠功能恢复延迟；疼痛造成的肌肉张力增加、肌肉痉挛和机体活动限制等会促使深静脉血栓的形成；疼痛还可导致失眠、焦虑、恐惧等情绪障碍。手术后疼痛控制不佳是发展为慢性疼痛的危险因素。

目前常用的术后镇痛方法是放置术后自控镇痛泵。术后自控镇痛泵给药途径有 3 种：①经静脉途径：通道接在静脉内给予镇痛药；②经硬膜外途径：通道接在硬膜外腔给药；③经皮下或经神经根途径：通道接在皮下或神经根给药。一般无需借助手控开关，自动开关给药即可满足患者需求。个别**痛阈**较低的患者可加用手控开关，根据疼痛的程度患者可自行按压手控开关增加镇痛药物的剂量。手术后自控镇痛泵更容易维持最低有效镇痛药浓度，且给药及时、迅速，基本解决了患者对止痛药需求的个体差异，有利于患者在任何时刻、不同疼痛强度下获得最佳止痛效果。

120. 手术后伤口疼痛怎么办？

伤口疼痛是许多患者最担心的问题之一，伤口疼痛是人体应激反应的一个重要表现，是一种正常的生理心理活动。疼痛的程度与伤口大小、手术部位等有关，与人的焦虑情绪也密切相关，焦虑情绪越严重，机体的**痛阈**越低，心理上高度恐惧的患者会对疼痛的敏感性增高。由于每个人对疼痛的敏感性不同，疼痛的程度也因人而异。但是，随着医学的发展，已经可以解除或减轻患者术后疼痛。

通常有两种方法可减轻创口疼痛。一种方法是在静脉或硬膜外腔留置手术后镇痛泵注药，该方法可以持续、平稳地减轻疼痛，但部分患者仍有较明显的头晕、恶心等不适；另一种方法是在疼痛剧烈时肌内注射止痛药，该方法止痛效果好，但持续时间短，通常可持续2~4小时。疼痛最明显的是手术后48小时内，以后渐渐缓解。手术后常用的止痛药都有不同程度的抑制肠胃运动的副作用，会影响患者的下床活动，但短期使用不会产生依赖性。

121. 手术后患者躁动怎么办？

全麻手术后由于各种原因（药物的残余作用、疼痛刺激、导尿管刺激、术前过度紧张焦虑等）有些患者可能出现情感波动、躁动不安。这时家属应该配合医务人员做好患者的固定工作，以防跌落或碰伤，同时尽量安抚患者，注意观察异常情况，及时向医生护士汇报，要有专人陪伴在患者身边直到完全清醒。

122. 手术后患者家属需要做点什么？

为了减轻和消除手术给患者带来的身心创伤，使患者尽快康复，往往需要患者家属、亲友的配合及参与才能获得更好的效果，在以下几个方面患者家属都能积极发挥作用：

（1）心理支持：积极安慰和鼓励患者，认真倾听患者的倾诉，并给予支持和理解。帮助患者分散注意力，使患者放松情绪，如帮助患者按摩、锻炼、听音乐等。保持环境的整洁舒适，并始终陪伴在患者身旁。严格遵从医嘱，对有疑虑的患者给予心理疏导，讲解治疗的重要性。

（2）切口照顾：保持局部的清洁和卫生，避免伤口感染，伤口拆线前尽量避免碰撞挤压。发现伤口有感染、化脓、流血等情况时应请医护人员处理。

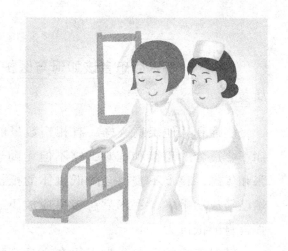

（3）各种引流管：对引流管要注意是否通畅，观察其引流量、引流液的色与质。在患者翻身或下床活动时则应固定好引流管，防止其脱落。

（4）饮食方面：术后饮食应严格遵守医务人员的嘱咐。消化道术后应在胃肠道功能恢复后饮食，初起应为流食、半流质饮食，如牛奶、稀饭、藕粉、红枣粥、肉汤等，继而是易吞食、易消化、营养丰富的软食，如面包、馄饨、面条等，配以肉、鱼、蛋、豆制品、蔬菜、水果等，对部分虚弱或胃肠功能不足的应采用少量多餐的方式。部分患者可根据需要给予**要素饮食**。

（5）早期活动：术后活动可以分床上活动和离床活动两种。床上活动主要是为患者翻身、拍背、按摩腿部或进行上下肢活动。为带有输液管或其他导管的患者翻身时，应保护好导管以免脱落，翻身后检查各导管是否扭曲、折叠，注意保持管道通畅。尽早离床活动可以增加肺的通气量，有利于气管分泌物的排出，减少肺部并发症；可以促进血液循环，防止静脉血栓的形成；还可以促进肠蠕动恢复，减少腹部手术患者肠粘连；有利于患者排尿，防止尿潴留。但是，患者常因担心活动会使疼痛加重，甚至怕切口裂开而不敢离床活动。因此，应帮助患者消除顾虑，并协助其活动。离床活动应在患者的病情稳定后进行，在护士或陪护家属的协助下，先让患者在床边坐几分钟，无头晕不适者，可扶着患者沿床缘走几步，患者情况良好时，可进一步在室内慢慢走动，最后再酌情外出散步。

123. 手术后患者该如何与医护人员配合，以利于身体的康复？

癌症和其他疾病一样，有相当数量的患者是可以治愈的。对癌症不要过分的恐惧和悲观，这不但无助于治疗，相反，精神过度紧张和焦虑，寝食不安，会降低机体的抵抗力，对术后恢复不利。既然已经成功手术，手术后患者更应放下思想包袱，吃好、睡好，增强自身的抵抗力。

针对癌症的手术通常需要在全身麻醉下进行，麻醉过程中需要在患者的气管内留置一根导管，所以，手术后痰液可能会比较多，为防止呼吸道感染，要尽量把痰液排出。

饮食方面也要做到荤素搭配，多补充蛋白质、维生素、矿物质等，使摄入的营养比消耗的多，以提高机体的抗癌能力。如果医生没有提出特别要求，原则上不必忌口，多吃富含营养的食物，如肉、鱼、蛋、豆类、谷类等，尤其要多吃新鲜蔬菜和水果，因其含有丰富的维生素 C，对抗癌有一定的作用。不要吸烟，不要喝酒，不吃酸、辣等刺激性的食物，不吃过冷或过热的食物。

由于治疗癌症的手术常常是切除或部分切除了某脏器，对生理功能损伤往往较大，因此，恢复时间可能会较长。

伤口愈合后，应适当进行锻炼，原则是量力而行，循序渐进，持之以恒。

124. 对喉癌手术后患者身上带的引流管都该注意什么？

手术结束后，伤口或体腔某些部位会放置一条或数条引流管，医生护士会定时来观察和护理这些引流管，患者及家属也可以配合注意引流管是否通畅，在患者翻身时避免引流管打折、牵拉，确保引流通畅。需要下床活动时，可以把引流袋用别针别在病号服外，固定好引流管，防止其脱落，要注意的是：引流袋的位置要低于引流管口，避免引流液反流造成感染。患者活动后回到病床，引流管也要妥善固定。引流管的适宜长度以患者能在床上自由翻身活动而不易拉出为标准。当发现引流液体量、色、质发生变化时及时告知医护人员。

125. 喉癌患者手术后为什么要经常吸痰？

患者气管切开后，气道分泌物增多，不及时排出容易堵塞气道，引起呼吸困难。同时痰液聚积在肺内易引起肺部感染，不利于伤口恢复。因此喉癌术后要经常拍背咳痰，痰多或黏稠不易咳出者要及时吸痰。

126. 喉癌患者颈部气管切开处该如何护理？

（1）保持气管套管周围清洁，随时擦净气管套管口周围的分泌物，同时每天更换气管套管处的纱布，以利于伤口愈合。

（2）气管套管的内套管可取出，煮沸消毒 1 日 3 次，以预防气道伤口感染。

（3）进食时，用干净纱布遮盖气道口，避免食物及其他异物进入气道内，引起呛咳或吸入性肺炎。

（4）固定套管的系带需系死扣，松紧度以通过一指为宜，并且要随着颈部变化情况及时调整系带松紧。

（5）气管切开后，外界空气不再经鼻吸入，而失去了鼻腔对吸入空气的加温、加湿、过滤等作用，过冷、过热或不洁的空气直接从气管切开处进入肺部，可刺激呼吸道黏膜分泌物的增加。因此，气管切开的患者室内应经常通风、洒水或使用加湿器，也可在气道口盖一层干净的湿纱布，防止痰液结痂。

（6）气管套管口内有血痂、痰痂时，勿用别针、发卡等物自取，宜速到医院请专科医生予以取出，以免痰痂、别针、发卡等掉入气管造成气管、支气管异物，增加患者的痛苦。

127. 手术后患者为什么会出现发热现象？

通常在手术后 3~5 天内，患者体温会有轻、中度的升高，通常在 38℃左右。这是机体对手术创伤的一种正常反应，一般不需要特殊处理。如果体温高于 38℃或患者对体温升高感觉不适，可给予温水擦浴、酒精擦浴、冰袋冷敷等方法进行物理降温。一般在手术 3~5 天后体温可以逐渐恢复正常。但如果术后体温升高持续不降或术后 3~5 天体温恢复正常后又升高，则有可能是发生了切口感染或其他并发症，医生会查找原因，并进行相应的处理。

128. 手术后患者为什么要进行早期活动？

由于手术创伤的打击，精神和体力的消耗，加之有的患者也害怕起床活动会影响伤口愈合，一般手术后患者都愿意静卧休息。其实，早期活动可使患者机体各系统功能保持良好的状态，预防并发症的发生，促进术后身体的康复。

早期活动可以增加患者的肺活量，促进呼吸和肺扩张，可减少肺炎、肺不张的发生；促进血液循环，防止下肢静脉血栓形成；避免因肢体肌肉不活动而导致的肌肉萎缩；促进胃肠蠕动和排气，减轻腹胀和便秘；促进膀胱功能恢复，避免排尿困难；活动还可以增进患者食欲，利于身体康复。

手术后当天，患者即可在床上进行深呼吸，四肢屈伸活动及在他人协助下翻身，次日可在协助下床边扶坐，无不适可扶床站立，室内缓步行走。活动时要掌握循序渐进、劳逸结合的原则，逐渐增加活动范围和活动量。应避免没有准备而突然站立。感觉头晕、心慌、出虚汗、极度倦怠时应及时休息，不可勉强活动。

129. 手术后患者什么时候可以开始进食？

手术后的饮食是否恰当关系到患者是否能够顺利恢复，手术后何时开始进食，采取何种饮食为宜，要根据患者具体情况而定。过早进食有可能引起并发症，但进食过迟也是有害无益的。手术后进食时间是根据恢复情况而定的，可分为两种情况：

（1）消化道手术：如无胃肠切除、吻合或破裂修补，一般术后24~48小时禁食并保留胃管；第3~4日肠道功能恢复，肛门排气（即俗称"放屁"）后，可按医嘱开始进少量流质饮食，然后逐渐增加至全量流质饮食；第5~6日开始进半流质饮食。对有胃肠吻合或有破裂口修补者，为慎重起见，应该把上述进食次序时间推迟1~5日进行。

（2）非消化道手术：应视手术大小、麻醉方式和患者情况决定开始进食时间。在局部麻醉下做的小手术，如手术后无明显恶心、呕吐、腹胀、腹痛等不适，可在手术后即进食。腰麻和硬膜外麻醉患者在手术后6~8小时，可按患者所需，给予饮食。全身麻醉者，应待麻醉清醒，恶心、呕吐反应消失后，方可进食。对咽喉部手术、胃镜下手术后患者应待咽部麻醉消失，一般在术后2~3小时，方可进食，以免出现吞咽呛咳。

130. 部分喉切除患者手术后如何训练经口进食？

部分喉切除术后无伤口感染，患者在医生的指导下可练习经口进食。因为水较固体食物更容易引起呛咳，因此应从糊状和半固体（如香蕉、面片等）食物开始练习。进食前深吸一口气，用手指盖住气管套管口，以便能憋住气，然后吞咽小团软食。每日多次，少量进食，然后逐渐过渡到半流食，再到喝水。通过耐心和坚持不懈的努力练习，绝大多数患者可以恢复正常饮食，拔除鼻饲管。

131. 喉癌患者手术后饮食会遇到哪些问题？如何解决？

喉癌患者术后饮食，吞咽导致的呛咳是最为困扰的问题。术后患者喉腔保护机制受到不同程度破坏，尽管手术中会做一些技术性处理，但食物仍可能少量进入气管引发呛咳。

对付呛咳最好的办法就是练习吞咽。一般情况下，患者术后15～20天，就要开始练习吞咽，刚开始最好选择干的食物，如面包、馒头等。这样的食物经过咀嚼能形成实米团，比较"整"，不容易跑进气管，可以减少呛咳的发生。如能顺利咽下面包，就可以练习吃半干的食物，然后再过渡到正常进食。

一些患者由于害怕被呛，术后迟迟不敢吃东西，其实越是不敢吃，就越容易被呛。通过吞咽锻炼，呛咳的发生会慢慢减少，最后甚至消失。如果开始练习吞咽时出现呛咳，可以利用一些小方法辅助，如咽东西时用手指暂时压堵气管套管口，憋气动作可帮助关闭声门，或寻找使自己呛咳较轻的体位、姿势或食物等，慢慢寻找和训练自己不易呛咳的规律或方法，实在不行就在患者气管切口处置入一个可充气的气囊，吃饭时用注射器充气，吃完饭后再放气。但是不能太依赖这些方法，最终患者还是要通过练习克服呛咳。少数患者通过吞咽锻炼，呛咳还不能克服时需要手术解决，但手术有可能导致语言功能丧失。

132. 手术后近期饮食注意事项有哪些？

手术过后的饮食非常重要，稍有不慎不仅会影响患者的康复，还可能带来更多的损害，因此，手术后保持营养的均衡是非常重要的。各种外科手术过程中一般都有出血或组织液渗出，因此很可能会造成贫血及低蛋白质血症，同时，疼痛、创伤及手术中的刺激会导致营养物质消耗的增加，所以手术后通过饮食保持营养均衡是术后伤口愈合、体质恢复所必需的。

在食物的选择上面有 3 个注意事项：

（1）保证饮食的多样性：手术后要多进食营养价值比较高、清淡而又容易消化吸收的食物，尤其是**优质动物蛋白质**；其次是补充微量元素，尤其是锌与钾，锌是化学反应中的媒介，在促进蛋白（尤其是胶原蛋白）的合成中起重要作用；再次是各种维生素及纤维素的补充，它们可以增加抗感染的能力，而维生素 A、维生素 C、维生素 E 还可以促进伤口愈合。要避免食用猪油、动物内脏、鳗鱼和少吃肥肉及含胆固醇较高的海鱼等食物，还要避免烟、酒及浓茶等。

（2）根据手术类型与患者病情选择食物：不同的手术类型在选择食物时也有不同的侧重点。消化系统手术后饮食宜清淡和细腻，这时考虑的是利于胃肠道的功能重建和恢复，一些蛋白粗纤维或植物粗纤维则应慎重摄入；术后一天内，不宜进食牛奶、豆浆等易胀气的食物；能正常进食时，应给予熟烂、嫩、软、少渣以及营养搭配合理的食物；切忌为让患者增进食欲而投其所好，进食辛辣、富含脂肪或煎炸的食物。妇科手术后宜选择性温热的食物来促进体力恢复、活血化淤，以及促进子宫收缩；可用牛肉、鸡肉、鸽肉等高蛋白动物性食物作为主食，而适量减少碳水化合物的摄入。

（3）根据术后时间选择食物：多数患者手术后2~3天开始恢复肛门排气，这表明肠道的功能开始恢复。早期进食和活动可加快肠道蠕动的恢复。如无特殊情况，排气后可进流质饮食（粥水、汤水等），第一阶段饮食一般以清流食为主，如米汤、藕粉、果汁、蛋花汤等；随病情稳定进入第二阶段，可改为流食，如牛奶、豆浆等；第三阶段改为半流食，如蒸蛋羹等；第四阶段为软饭或普通饭。

133. 癌症患者术后多久能拆线，影响伤口愈合的因素有哪些？

手术后一般伤口愈合拆线的时间是：头面部4~5天，腹、胸、背部7~12天，四肢12~14天。有人担心癌症患者术后许多天不能进食会影响伤口愈合，实际上影响伤口愈合的因素有很多，包括：①年龄（特别是老年人，愈合速度会慢）；②伤口存在感染或污染；③患者合并贫血（出血性及慢性）；④营养状况（营养不良或肥胖，缺乏维生素 A 或维生素 C 和微量元素锌、铁或铜）；⑤合并其他疾病（如肝硬化、血管性疾病、糖尿病、慢性肺病、尿毒症等）；⑥药物史（特别是类固醇类和激素类药物）；⑦放射线及化疗；⑧缝合方法、引流、异物等；⑨饮食调养情况（吸烟、饮酒、辛辣饮食情况）。

134. 患者手术后多长时间可以洗澡？

首先要看伤口的愈合情况，一般愈合良好，无红肿疼痛化脓等情况，拆线3~7天左右就可以洗澡了。洗澡时需注意水温要适宜，不要用力揉搓伤口，伤口局部浸泡时间也不应过长，毕竟局部伤口刚愈合皮肤较薄，长时间浸水容易引发感染。一般主张采用淋浴的方式，避免盆洗或泡澡。体弱的患者洗澡时需有人陪伴，且时间不宜过长。

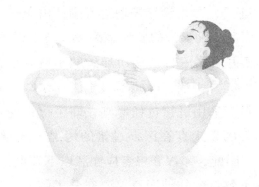

135. 为什么尿管拔除后患者不能自解小便？该怎么办？

喉癌术后部分患者根据情况可能需要带尿管回病房，绝大多数患者拔除尿管后可自行解小便，但也有少数患者尿管拔除后不能自解小便，引起这种现象的原因可能是留置导尿管导致尿道黏膜水肿或膀胱敏感性降低，通常都是暂时性的。建议患者首先要放松紧张的情绪，不要太急躁，也可以由家属搀扶下床试试，或用热毛巾热敷或手按摩下腹部，或有尿意时听流水声。必要时护士会帮助患者先进行膀胱训练后再拔除导尿管。

136. 如果患者有了术后并发症，家属和患者应该怎么办？

虽然外科技术已日臻完善，大多数患者手术后都可顺利康复，但仍有少数患者可发生各种不同的并发症。从总体上可将术后并发症分为两大类：一类为一般性并发症，即各专科手术后共同的并发症，如切口感染，出血和肺炎等；另一类为各特定手术的特殊并发症，如胃切除后的倾倒综合征、肺叶切除术后的支气管胸膜瘘等。并发症是指某一种疾病在发生发展、治疗和护理过程中，发生了与这种疾病有关的另一种或几种疾病。《医疗事故处理办法》中规定的"难以避免的并发症"，是指诊疗护理过程中，由于一种疾病合并发生另一种疾病，而后一种疾病的发生是医务人员难以预料和防范的。这说明，一种疾病并发另一种疾病所导致的不良后果，并非都是医务人员的诊疗护理过失所致，因此不属于医疗事故。目前，我国法律对医疗损害的归责采用过错责任原则，即医疗机构及其医务人员只有在对医疗损害的发生存在医疗过错的情况下才承担民事责任，无过错即无责任。因此，家属和患者应注意以下几点：

（1）对手术前签订的知情同意书要充分了解，因为这时医生对术后并发症会做详细告知，患者和家属有了思想准备，出现并发症不会太意外和突然。

（2）出现并发症后向医生了解并发症的严重程度，做好物质上、心理上等各个方面的准备，并积极配合医生的治疗。

（3）相信医生，因为出现并发症后医生也会着急并积极处理，需要得到家属和患者的信任和理解。

（4）出现并发症后要稳定情绪，不要对医护人员产生埋怨的情绪，因为并发症的处理和治愈仍然需要医护人员的努力，对需要外请会诊医生会诊的患者要积极配合。

137. 部分喉切除术后患者什么时候能拔除气管套管？

经口进食恢复正常，无伤口感染者，医生会考虑给其拔除气管套管。拔管前需用塞子堵住套管口 48 小时以上，活动后无呼吸困难，能经口排痰的患者，可由医生拔除气管套管。局部不需缝合，用纱布覆盖伤口即可。刚开始会有痰液从原气道口排出，因此纱布潮湿时要及时更换。1 周左右原气道口可自然愈合。

138. 喉肿瘤患者如何观察治疗后是否复发？

（1）观察造瘘口周围黏膜是否有坏死、破溃情况（带套管的患者换管时观察）。

（2）是否有呼吸困难情况。

（3）用手触摸颈部时，是否有无痛性进行性肿大的包块。

（4）已进普通食物的患者现进食是否有梗阻感，只能进软食或半流质饮食。

（5）声音是否比术后哑的更加严重。

（6）是否有喉痛现象。

如果出现以上任何一种症状，请及时到医院就诊。

139. 手术后佩戴气管套管的患者在其日常生活中需注意什么？

（1）饮食上以软食为主，且易消化，能保证足够的营养，宜清淡，少油腻。禁烟酒，避免辛辣刺激的食物。食欲不好时，可少食多餐，不要勉强自己吃不喜欢的食物。

（2）禁止游泳，尽量洗盆浴，避开气道口。若要洗淋浴，可用一条毛巾盖在气道上，身体前倾，水就会沿着毛巾流下来，而不会进入气管口，引起呛咳。

（3）外出时可在颈部围一块透气性好的纱布以遮挡气道口，避免灰尘或杂物进入。

（4）由于气管切开后，患者不能屏住气，因此应避免爬高或抬重物等体力活动，同时还要保持大便通畅。

（5）定期回院复诊：长期带气管套管的患者，应警惕套管损坏，必要时应由医生换管。

140. 喉癌术后出院的患者，康复期需要自己或家属注意什么？

（1）全喉术后患者需要带管出院，家属或患者自己对着镜子，学习护理气管口及更换套管清洗、消毒方法，瘘口处的清洁护理可用纱布或口罩式围布遮盖，防止异物进入气管。

（2）尽可能使居住环境清洁通风，湿度适中，建立良好的卫生、生活习惯，经常锻炼身体预防上呼吸道感染，忌烟酒，忌辛辣、油炸食品。

（3）定期复查，尤应关注颈部有无淋巴结肿大。

（4）逐步了解自己躯体功能的改变，积极参与力所能及的社会活动，逐步提高自己的心理健康水平，改善自身身体功能及社会功能，达到术后较好生活质量的目的。

（二）放射治疗

141. 放射治疗是怎么回事？

简单来说，放射治疗就是利用放射线能杀死肿瘤细胞的基本原理来治疗肿瘤。目前，用来治疗肿瘤的放射线主要有高能量的 X 射线、电子射线（β 射线）以及最常用来做近距离治疗的伽马射线（γ 射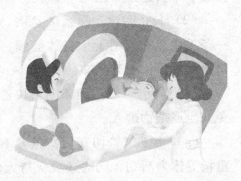线）。这些射线进入到肿瘤内通过损伤肿瘤细胞核内的 DNA，致使肿瘤细胞死亡，从而达到治疗肿瘤的目的。

142. 放疗和核辐射有关系吗?

生活中我们会经常听到核辐射这个词,比较熟悉的有第二次世界大战期间在日本广岛和长崎爆炸的原子弹造成的核辐射,前苏联切尔诺贝利核电站爆炸事件导致的核辐射,以及 2011 年发生在日本福岛核电站泄漏产生的核辐射。这些核辐射事件都导致了很多人死亡,存活者中许多人后来也患了肿瘤,并造成了严重的环境污染。这些事件都令人心生恐怖,以致于后来有些人谈"核"色变。

放射治疗的射线和核辐射完全是两码事,首先它的辐射源与核电站或原子弹的不一样。其次,医疗上的放射线和放射源都是可控的,它的储存、应用都有严格的管理制度保证安全,不会对患者、操作人员以及公众产生类似核辐射的危险。此外,目前大多数肿瘤治疗中心应用的放射治疗外照射机器都是直线加速器,只有在接通电源的情况下才产生射线,而且这些射线都受到非常好的控制,操作人员、公众都是非常安全的。当然,在需要接触这些射线时,操作人员还会告诉患者防护方面的知识。所以,大可不必在医生告知需要进行放射治疗时而感到紧张和害怕。

143. 放射治疗可取代手术治疗吗?

放疗和手术同属局部治疗方法,也是治疗局限性肿瘤最有效的手段。但由于肿瘤的病因极其复杂,每种肿瘤的生物学特点也不尽相同,各种治疗方法的疗效也有差别,有些肿瘤应以外科手术治疗为主,有些肿瘤应以放射治疗为主,有些肿瘤则需以化疗为主。每位患者在被确诊时肿瘤的病理类型、分化程度千差万别,肿瘤的早、中、晚期也各不相同,所以,在决定治疗方案时需要综合考虑每位肿瘤患者的特点，分别采取不同的治疗方法，以求达到最佳的疗效。此外，患者的全身状况、求治意愿等对治疗方案的选择也有重要作用。因此，从整体上来讲，放疗取代手术的说法并不恰当。

放疗是目前治疗肿瘤的 3 大手段之一，单纯放疗能够治愈或者首选放射治疗的肿瘤有鼻咽癌、早期头颈部肿瘤、早期宫颈癌、早期前列腺癌等。对于非常早期的肺癌或者因为合并有其他内科疾病不能耐受手术的早期肺癌，立体定向放射治疗可以取得和外科手术相同的疗效。鼻 T/NK 淋巴瘤也以放疗为主。对于大多数喉癌而言，放疗不是主要治疗手段。

144. 用于治疗肿瘤的放疗技术有哪些？

用于治疗肿瘤的放射技术大致分为常规放射治疗技术、三维适形放射治疗技术、调强放射治疗技术 3 类。

145. 什么是常规放射治疗？

常规放射治疗技术，也叫二维放射治疗技术，已经应用了近 100 年，现在不发达国家以及我国的很多医院仍在使用。这种技术较为简单，直线加速器对其所产生的 X 射线的调控通过一对或两对准直器来实现，照射范围只能进行长和宽的调节，也就是说只能产生不同大小的长方形和（或）正方形**照射野**；而其定位技术也是采用常规模拟机，简单说就像拍胸部 X 线正、侧位片一样，将需要治疗的部位拍一张正面相和一张侧面相，在这两张定位片上，医生看到的肿瘤与周围组织的关系是由投影所构成的，真正的关系无法在放射治疗中体现。医生在这两张照片上将肿瘤和需要照射的范围画出来。但肿瘤生长的范围并不规则，而加速器产生的**照射野**只能是长方形或正方形，为了适应不规则形状肿瘤的治疗，放射治疗学家想出了用铅块挡掉不需要的射线的方法。由于只能在正、侧位两个方向上对**照射野**进行修饰，所以我们把它称之为二维照射技术。从临床实践结果来看，常规放射治疗技术可以治疗肿瘤，但是在杀灭肿瘤的同时，大量的正常组织也受到损害，导致了相应的放疗并发症，有些放疗晚期并发症甚至非常严重，对患者生活质量的影响也比较大。同时，由于肿瘤形状的不规则与正常组织和（或）危及器官有重叠，为了避免正常组织和（或）危及器官产生不能接受的并发症，有时不得不减少照射剂量，肿瘤组织无法获得足够的照射剂量会导致肿瘤局部控制率下降以及增加照射后肿瘤复发率。

146. 什么是三维适形放射治疗？

CT 模拟机以及相应的计算机技术的问世开创了三维适形放射治疗技术。所谓三维，就是通过 CT 模拟机扫描所需要治疗的部位，将获得的 CT 图像传输到治疗计划系统，在治疗计划系统中的 CT 图像上，将肿瘤和需要保护的正常组织一层一层的勾画出来，在同一层 CT 图像上，我们需要勾画所有的肿瘤组织和正常组织（这一过程通常被称做画靶区），对一个头颈部肿瘤来说，需要勾画的层面有上百层，每一层上又有好多种不同的结构需要勾画，需要医生花大量的时间才能完成。完成靶区勾画后，需要物理师重建图像，也就是利用计算机技术，把需要治疗的部位建成一个虚拟的人体图像，在这个图像上，可以从各个方向上观察肿瘤与正常组织的关系，有了空间的概念，所以我们称其为三维放疗技术。这个称呼还差了"适形"两个字，也就是说还需要做"适形"的工作，这就需要比二维放射治疗技术更为先进的加速器了。这种加速器控制 X 射线的设备由铅门准直器变成了多叶光栅，也就是说，加速器产生的射野形状使原来的只能是长方形或正方形变成了不规则的形状，这样就可以在三维方向上（照射范围）与本来就是不规则的肿瘤形状相匹配，再通过计算机计划系统算出各个**照射野**需要的照射时间和照射剂量。因此，这种技术被称为三维适形放射治疗技术。由此看出，三维适形技术比二维技术复杂、先进，其对定位设备、加速器、放疗从业人员、治疗计划系统的要求也大为提高。同时三维放射治疗技术由于适形度增加，使肿瘤能够获得所需的控制剂量，治疗肿瘤的疗效也得以提高，对正常组织的保护也优于常规放射治疗技术。

与常规放射治疗技术相比，三维适形放射治疗技术是放射治疗的一大进步，但仍有一些缺陷。主要体现在以下几个方面：①我们通常把需要照射的范围划分为3个区域：肿瘤区域、肿瘤周围邻近区域和可能出现转移的区域；对这3个区域而言，需要的照射剂量是不一样的，而三维适形放射治疗技术不能同时给予这3个区域不同的照射剂量，所以需要分3个阶段来完成，但后一个阶段均会对前一个阶段产生影响，这种影响对肿瘤治疗和正常组织保护都是存在的；②三维适形放射治疗技术的**照射野**方向的确定，只能由物理师和医生根据肿瘤和正常组织的相对关系以及治疗经验来确定，选择的照射方向有可能不是最理想的。

147. 什么是调强放射治疗？

近些年新开发的调强放射治疗技术能够解决上述三维适形放射治疗技术的两个主要问题。调强放射治疗需要高级计算机控制加速器的多叶光栅中的每一个叶片，在治疗过程中，这些多叶光栅的叶片可以独立运动，在一次治疗完成之后，可以同时给予不同区域所需要的不同剂量，这就是剂量强度调节，简称调强，适形在这个技术中是基本条件。有了能够做调强适形放疗的加速器，还需要解决照射野方向的问题，这需要功能强大的计算机计划系统，从各个方向上去计算，从中挑出最好的照射野方向，这叫逆向调强放射治疗计划，也就是说，我们先确定肿瘤治疗的剂量，让计算机帮我们选择治疗的最佳照射野的方向以及各个方向上最佳的剂量。由此可以看出，调强放射治疗技术比三维适形放射治疗技术要求更高，肿瘤所接受的照射剂量分布更加适形，更容易得到足够的控制剂量，同时对正常组织保护也更好，患者获益也更多。

148. 调强放射治疗有哪些好处？

调强放射治疗的好处体现在两个方面：①使得肿瘤受到的照射剂量能够尽可能满足达到控制肿瘤的要求；②能够降低对正常组织的照射剂量，减轻正常组织损伤，有利于提高患者生活质量。不同的肿瘤从调强放射治疗中获益的程度并不相同，以上这两方面的权重也不一样，有时候会考虑让肿瘤接受的放射剂量多一些，有时候会降低接受的放射剂量考虑保护正常组织的价值更为重要一些。医生们会从患者的需求及肿瘤的具体状况出发综合考虑，目的就是使患者得到最好的疗效和最小的正常组织损伤。

149. 调强放射治疗为什么准备时间较长？

调强放射治疗技术先进，但也非常复杂，对设备、医生都有很高的要求。调强放射治疗是非常精确的治疗，也就是说，哪里有肿瘤我们就照射到哪里。因此，医生要花大量的时间和精力去搞清楚哪里有肿瘤，这需要有高超的技术和丰富的知识。医生需要花时间对患者病变部位的 CT 和（或）MRI 图像进行仔细地阅读、测量，看看肿瘤生长在哪个部位，破坏了哪些结构和组织。在明确了肿瘤的范围和淋巴结转移的状态后，医生要确定哪些地方需要照射和哪些地方需要保护，这就是医生通常说的画靶区的工作，这个工作也是一个费时费力的工作。医生需要在患者的定位CT图像上画靶区，并在每一层上把需要照射的肿瘤组织，需要保护的正常组织都勾画出来，在一个层面上有时需要画十几种结构，这也需要大量的时间。在靶区勾画完成后，还需要物理师根据医生的要求设计出照射方案，也就是通常所说的放疗计划，这个过程中需要处理的参数有上万个，目前非常先进的计算机计算一遍也需要几十分钟的时间，而一个计划通常需要计算很多遍。例如，对高要求的计划，物理师会先对同一个患者做10个以上的计划，然后从中优选出最好、最满意的计划再供医生评价和选择。在物理师和医生选中最好的计划后，还需要在假人身上先检验一遍，进行剂量检查，看看是否真的如计划所显示的效果一样，这个过程叫计划验证。只有通过了验证的计划才能用来给患者实施治疗。

由此可以看出，调强放射治疗技术的先进性和复杂性，也就不难理解需要准备较长的时间了。只有把靶区画准确了，计划做好了，才能收到最佳的效果。中国有句古话叫"磨刀不误砍柴工"就很形象的说明了这种准备是非常必要的。

150. 什么是放疗的靶区勾画?

调强放疗的靶区勾画是确定哪里是肿瘤，哪里是肿瘤比较容易侵犯的部位，哪里是肿瘤可能侵犯和转移的部位，哪些组织和结构是必须和重点保护的，哪些组织是需要尽可能保护的，哪些组织因为肿瘤的关系必须和可能要损伤的一个临床思考和决定过程。这个过程最能体现医生的水平和临床经验是否丰富，是决定治疗成败的关键，所以医生通常会在这个环节花费很多的精力和时间，反复比对 CT、核磁、内镜检查和临床查体的情况，在 CT 定位图像上仔细斟酌，确保不遗漏肿瘤和尽可能保护正常的组织。大的三甲医院在这方面有严格的管理制度。在大的三甲医院首先要组织治疗小组成员讨论确定患者肿瘤的状况（分期），然后提交到专业组集体讨论（所有的专业组医生都要参加，这既是一个治疗决策过程，也是一个对下级医生传帮带的过程），对那些治疗小组认为可疑的、不太确定的问题进行仔细的研究，通过集体的研究进行确认，并对治疗提供恰当的建议，以保证治疗质量。

151. 什么是放疗的定位和 CT 模拟校位？

放射治疗利用射线杀死肿瘤，但非常重要的一点是，我们需要知道肿瘤在身体的哪个部位，周围有些什么样的结构，他们和肿瘤组织是什么样的相对位置关系，其中哪些结构是非常重要的，是必须要保护的；放疗过程中患者采用什么样的体位比较舒服，并且适合放射治疗的要求；用什么方法固定能够保证患者在每次治疗时的位置一致。了解这些内容的过程就是定位的过程。定位方法有两种，一种是常规模拟机定位，一种是 CT 模拟机定位。常规模拟机定位获得的患者需照射部位的正、侧位影像；而 CT 模拟定位获得的是患者需照射部位的断层图像，再经过计算机处理后，可以获得整个需照射部位的三维立体图像，可非常逼真的还原肿瘤和周围组织的关系。现在大多数放疗中心都采用 CT 模拟定位。

152. 放射治疗的流程是怎样的？

放射治疗是一个系统工程，需要做大量的工作，一般把整个放疗过程分成 3 个阶段：第一阶段为准备阶段；第二阶段是放疗计划设计阶段；第三阶段是放射治疗的执行阶段。

准备阶段需要完成的工作：确定肿瘤分期，明确肿瘤范围。做好放疗前准备工作，如头颈部放疗前需做口腔处理，肿瘤合并有感染者也需要控制感染，如全身应用抗生素或者局部双氧水漱口等。如果有其他影响放疗的合并症也需要先治疗纠正。

计划设计阶段：完成患者 CT 模拟定位，靶区勾画和放疗计划的计算，放射治疗计划的验证。

放射治疗的执行阶段：放射治疗开始执行，每周需要进行治疗位置是否正确的验证并对患者的肿瘤和正常组织进行检查，观察疗效，如有反应给予相应的处理。

153. 什么是放疗计划设计？

简单地说，放疗计划就是物理师设定如何利用射线来满足医生规定的靶区和正常组织接受照射剂量要求的过程。放射治疗计划尤其是调强放射治疗计划的设计是一个非常复杂的过程，需要从业人员有非常丰富的经验和先进的计算机计划系统。现在的计划系统大多是逆向设计计划系统，在强大的计算机系统的辅助下，制订出最优的计划，最大限度的满足对肿瘤照射剂量和对正常组织保护的要求。

154. 什么样的患者不能耐受根治性放疗？

在以下两种情况下，医生会认为患者不能耐受**根治性放射治疗**：①患者的自身情况差，患者体能状况评分小于 60 分；②患者伴有严重的内科疾病，而且这个疾病本身比肿瘤对生命更具有威胁时，比如严重的心、脑血管疾病等。

155. 应用放疗根治肿瘤需要满足哪些条件?

放射治疗杀死肿瘤细胞,治愈肿瘤需要满足以下几个条件:①治疗的位置要准确;②照射肿瘤的放射剂量要足够;③照射肿瘤的放射剂量分布要好;④对身体正常的组织要有很好的保护。以上这几点也是放射方法治疗肿瘤的基本原则,从放射治疗学科建立之初放射治疗医生就认识到了这几点,而且一直在努力的实现这些目标。但是,由于机器制造技术和计算机控制技术的限制,放射治疗经历了常规放射治疗技术,三维适形放射治疗技术,调强放射治疗技术和图像引导调强放射治疗技术等阶段。而且,这种进步是加速发展的,常规放射治疗技术已经有100年的历史了,最近20年,后3种技术迅速发展,并且在世界范围内迅速推广。中国医学科学院肿瘤医院放射治疗科是全国实力最强的中心之一,无论是加速器的配置、放射治疗医生、放射治疗物理师,还是技术人员都是一流的,所采用的技术都是最先进的。常规放射治疗技术现已很少使用,肿瘤的治疗大都是采用调强放射治疗技术。

156. 什么是放疗增敏剂?

决定肿瘤放射治疗疗效的因素非常多,其中,很重要的一点是肿瘤对放射治疗的固有敏感性,也就是说肿瘤本身对放射线敏感还是抗拒。虽然肿瘤对放射敏感性与肿瘤可治愈性不是完全相等的,但是通常来讲,放射敏感性差的肿瘤局部控制率差,局部控制不好,肿瘤转移的机会也会增加,总体疗效将下降。

放射治疗医生和放射生物学家一直在努力解决如何预测肿瘤的放射敏感性和如何增加肿瘤的放射敏感性这两个问题。

能够增加肿瘤放射敏感性的物质都叫放射增敏剂，真正意义上的放射增敏剂单独应用时对肿瘤没有杀伤作用，而联合放疗应用时又能够增强放疗对肿瘤的杀伤作用。目前，最有效的增敏剂是氧气。尽管大气中有丰富的氧气，但要利用它来增加肿瘤的放射敏感性仍然比较困难，目前还没有一套成熟和实用的方法来利用它增加肿瘤的放射敏感性。放射生物学家和核辐射防护学家发现了一类药物也能够增加肿瘤的放射敏感性，它就是目前临床上常用的甘氨双唑钠类药物。放疗增敏剂联合放疗能够增加肿瘤的放射敏感性，提高肿瘤局部控制率。临床上还应用化疗药物来增加肿瘤的放射敏感性，但化疗药物不是真正意义上的放疗增敏剂。

157. 什么情况下需要用放疗增敏剂？

放疗对肿瘤局部的控制效果受多因素影响，其与肿瘤的大小、肿瘤的血液供应情况、肿瘤的生长环境和肿瘤对放射线敏感性有关，还与肿瘤的生长方式（外形）有关。一般来讲，肿瘤体积大、肿瘤血液供应差（具体可在 CT 或核磁检查的图像上体现，如可显示有肿瘤坏死，或者淋巴结中心坏死，周边强化）、肿瘤呈浸润性生长等情况，会使肿瘤对放射线敏感性降低。另外，还有些肿瘤标志物能够部分反映肿瘤对放射线的敏感性，如**表皮生长因子受体**高表达等。在这些情况下，可以考虑使用放疗增敏剂。

158. 放疗增敏剂有什么副反应？用放疗增敏剂有什么要求？

目前常用的放疗增敏剂有甘氨双唑钠，其副作用不多，相对比较安全，常见的副作用为皮疹和瘙痒，发生率也比较低。放疗增敏剂要求在放疗前使用，一般要求在放疗前 1~3 小时内从静脉输入，然后开始放疗，通常控制在放疗前 1 小时内。

159. 手术前与手术后的放疗有什么区别？

对喉癌患者手术前放疗的目的在于减少术后复发，尤其对于晚期喉癌，有证据证明术前放疗加手术的综合治疗明显提高了生存率。一般在放疗结束后 4~6 周即进行手术。但手术前放疗有可能增加术后喉、咽瘘的发生率。术后放疗也应该在术后 4~6 周内进行，延后可能因瘢痕形成而影响放疗效果。术后放疗的优点是它对肿瘤的局部区域控制，特别对术后可疑有微小癌变或安全切缘有限、颈淋巴结有隐匿转移者，可减少局部复发和转移率。

160. 放射治疗喉癌的目的有哪些？

（1）根治性放疗：指应用放疗方法全部而永久地消灭恶性肿瘤的原发和转移病灶。放疗所给的放射量需要达到根治剂量。对放射线敏感及中度敏感的肿瘤可以用放射治疗根治；在这类肿瘤的综合治疗方案中，放疗也起到主要作用。

（2）辅助性放疗：是放疗作为综合治疗的一部分，与手术或化疗一起综合治疗肿瘤，增强某些分期的喉癌患者的治疗效果。在手术前或手术后，放疗可以缩小肿瘤或消除潜在的局部转移病灶，提高治愈率，降低复发和转移的机率。

（3）姑息性放疗：是指应用放疗方法治疗晚期肿瘤的复发和转移病灶，以达到改善症状的目的。有时将姑息性放疗称为减症放疗，用于下列情况：①止痛，如肿瘤骨转移及软组织浸润等所引起的疼痛；②提高改善生活质量，如某些情况下肿瘤不能手术切除，通过放疗缩小肿瘤或改善症状后使生活质量提高。

161. 放射治疗喉癌的方式有哪些？

（1）单纯放疗：主要用于早期声带癌及因全身情况不宜手术治疗的患者。有人认为放射治疗可作为早期声门癌的首选治疗方法，包括那些既可以手术又可以放疗的患者，也应当优先考虑放疗，因为放疗能够保全喉的发音和呼吸功能，并且能够达到治疗的目的。但是对于较晚期的喉癌患者，若能够争取手术切除，最好还是把放疗作为辅助性治疗措施。

（2）术前放疗：是目前临床上常用的一种方法。主要适用于较晚期、肿瘤范围较大的患者。放疗的目的是使肿瘤缩小，较大的抑制癌细胞的活力，使肿瘤的范围局限，边界清楚，以利于行手术彻底切除术，并且可以减少或预防因手术而促使的肿瘤扩散或转移。对声门下型喉癌经过放疗后再行喉切除术，可以减少气管造瘘处的复发癌。

（3）术后放疗：仅仅是用于术后复发或颈部淋巴结转移及术中发现有小淋巴结，病理证实有转移者。由于手术致使的肿瘤局部及其周而复始的血管床的破坏，因此对放射线敏感性降低，术后放疗的效果并不理想。

162. 哪些喉癌患者适合放疗？

喉癌以鳞状细胞癌（以下简称"鳞癌"）为主，鳞癌一般对放射线比较敏感，分化程度越好对放疗的敏感性越差。另外，肿瘤外观增生型者，血液循环丰富，对放射线敏感。癌肿表面有浅溃疡或溃疡型者中度敏感，肿瘤呈浸润型无溃疡者对放疗的敏感性较差。

就肿瘤的部位来说①位于声带上部或边缘部的癌肿，对放射线最敏感，放射治疗的效果也最好，局限于一侧声门上区如会厌、室带、喉室的声门上型喉癌，可以选择根治性放疗，放疗后要注意密切随诊观察，一旦发现复发应立即手术；②局限于一或双侧声带，未累及前联合、杓区或声门下的声带癌，可以首选根治性放疗，可获得与手术同样的效果，复发者很少，即使复发还可以通过手术进行挽救；③位于声门下区者一般不选择放疗；对于某些早期患者，可以用单纯放射治疗以达到治愈目的，也可以作为手术前后的辅助性治疗，增加和巩固治疗效果，以弥补手术治疗的不足。晚期喉癌不适于手术时可以姑息放疗以缓解症状延长生命。术后切缘不净、残留或安全界不足，颈部软组织、骨或软骨、神经血管受侵难于彻底切除者，或广泛淋巴结转移侵犯者，应予以术后放疗。

163. 放射治疗喉癌有痛苦吗？

射线在杀死肿瘤细胞的同时，**照射野**内的正常组织细胞也会受到损伤，随着放疗的继续，这种损伤作用逐渐累加，表现为：放疗开始无疼痛等不适感觉，随着放疗的继续，患者会感觉咽喉疼痛、吞咽疼痛加重、放疗区皮肤色素沉着或溃烂等。放疗科医生会相应地处理这些症状，这些放疗反应在放疗结束后会很快消失，所以不要因这些暂时的放疗反应而放弃放疗，以致于丧失保喉说话的机会。

164. 放疗治疗需要多长时间？

单独根治性放疗需要 6~7 周时间完成。术前放疗一般需要4~5周时间。术后放疗时间要看肿瘤残存情况，如果残存肿瘤大，则需要与根治性放疗相同的时间；如果仅残存少量癌细胞，放疗时间同术前放疗。

165. 多长时间才能知道放疗是否有效？

放疗是利用放射线抑制肿瘤细胞的分裂和生长，最终达到消灭肿瘤的目的。放疗作用的显效需要数天到数周时间，放疗完全结束后肿瘤细胞的坏死还将持续一段时间。所以一般在放疗结束后 3 个月左右再复查电子喉镜和 CT 等来判断疗效。

166. 早期喉癌放疗后复查复发该怎么办？

早期喉癌放疗和手术效果相似，5 年生存率为 65%～90%，所以不论手术或放疗，早期喉癌都有一定比例的复发率。早期喉癌放疗后复发者再选择手术切除 5 年生存率可提高到80%～95%。

167. 中晚期喉癌患者能耐受放疗吗？

能否耐受放疗，一般与肿瘤的早晚没有关系，主要是治疗方案是否需要放疗，如果需要放疗，放疗医生会检查评估患者的一般情况、各项生理生化指标、全身各重要脏器功能的状况等，看患者能否耐受放疗。

168. 喉癌患者手术后为什么还要做放疗？

术后有可疑微小癌残留、颈淋巴结临床检查没发现转移而术后发现隐匿性转移或术中切缘阴性术后进一步的石蜡病理发现阳性者，为增强对局部或颈部肿瘤的控制，降低复发和转移机率，术后辅助放疗作为治疗补充也是必要的；另一种情况是，某些中晚期喉癌患者，病变较为广泛，或侵及周围淋巴结或侵犯周围组织尤其是颈血管鞘或深部肌肉软组织，术后少量残留或虽肉眼切除干净但难免安全切缘阳性，也应增加术后放疗以期控制肿瘤周边可能存在的亚临床病灶。

169. 癌症患者手术后多长时间进行放疗是最好时机？

癌症患者手术后需要进行放疗的最佳时机一般在术后 4~6 周，一般不宜超过 8 周。由于放射治疗前需要了解手术后的情况，需要复查，一般需要 1 周左右的时间；住院或者门诊收治后，放射治疗准备还需要 1~2 周（不同疾病需要的时间不一样，头颈肿瘤需要较长时间）。因此，术后恢复快的患者，在术后 2~3 周应该到放疗科就诊，安排治疗相关事宜，以免耽误治疗。

当然，有些患者由于术后出现一些并发症，或者恢复较慢，耽误时间会长一些。如果耽误的时间太长，可能会对术后进行的放疗疗效产生影响，这种情况下，大的三甲医院通常会找具有丰富经验的教授级别的医生或通过科室查房讨论决定方案，可能会建议患者密切观察，有问题再进行治疗。

170. 喉癌治疗后复发或转移还能接受放疗吗？

喉癌治疗后复发或转移，如果能手术应尽量争取手术，如果外科经多种情况综合评估后不能或不宜手术时，有些情况下还能接受放疗，如术前未放疗过或未接受过根治性放疗者；气道通畅，没有呼吸困难；肿瘤或其周围组织无明显水肿，无广泛坏死或严重感染。通常放疗能起到缓解症状，延缓肿瘤发展的作用。

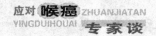

171. 什么情况下实施手术前放疗或术前同期放、化疗？

有一部分肿瘤体积较大（通常叫局部晚期），有些肿瘤的生长部位影响外科手术实施，尽管能够手术切下来，但往往会出现手术切缘还不够肿瘤的安全距离的情况，或者是组织缺损非常大，严重影响患者的容貌、外观及重要功能如说话、吞咽食物、看东西等情况。对于这些情况，肿瘤综合治疗组会提出讨论，利用放射治疗能够使肿瘤缩小甚至根治肿瘤的功能，先行放射治疗，达到缩小肿瘤，提高手术切除率的目的。放射治疗能够降低肿瘤细胞活性和减少手术中肿瘤细胞**种植**的机率，提高生存率，提高器官功能保全的机率。

近些年，化疗的作用在某些肿瘤的治疗中得到了重新认识和评估，比如说头颈部鳞癌、食管癌、肺癌、宫颈癌等，手术前同期放、化疗比单纯术前放疗效果可能会更好些。是否实施手术前放疗或术前同期放、化疗需要视具体肿瘤情况而决定。

172. 放疗期间可以联合使用靶向药物吗？

分子靶向治疗药物治疗肿瘤具有非常强的特异性，它可以针对肿瘤细胞发生、发展过程中的特定分子靶点对肿瘤细胞起杀伤或抑制作用。但由于调控肿瘤细胞生长和肿瘤细胞特征的位点特别多，像一个网络，大部分分子靶向治疗药物单用的时候，其治疗肿瘤的有效率只有 15%～30%。目前，大部分临床研究证明，分子靶向治疗药物与放射治疗和（或）化疗联用能起到较好的效果。因此，放疗期间可以联合使用有效的分子靶向治疗药物。

173. 什么是热疗？什么情况下需要做热疗？

简单地说，热疗就是通过各种加热技术和方法，使肿瘤组织温度升高到一定程度，以达到杀死肿瘤细胞的目的。现在局部热疗的方法主要是微波热疗仪。

热疗有局部热疗、区域热疗以及全身热疗。热疗主要的作用机制是热能可使肿瘤细胞的蛋白质变性，肿瘤细胞因此丧失功能而死亡，同时，研究还表明，肿瘤内乏氧细胞对热疗比较敏感，而对放疗比较抗拒，放疗联合热疗可以提高肿瘤细胞的杀死率。热疗通常需要和其他治疗如放疗和（或）化疗联合应用，才能较好的提高疗效，如鼻咽癌最常用的是局部热疗，对于有较大颈部淋巴结的患者，与放疗联合应用，可促进淋巴结消退，提高肿瘤的控制率。所以，对于颈部有较大淋巴结的患者，且淋巴结质地较硬，以及 CT 或磁共振检查提示有淋巴结坏死的患者，放疗联合热疗获益较多。腹部肿瘤尤其是有腹膜转移、**种植**的患者，可以采用腹腔热灌注加化疗的方法治疗。对于深部软组织肿瘤，可以采用深部热疗仪配合放、化疗进行治疗。

174. 热疗和放疗怎么配合？

单纯用热疗治疗肿瘤的疗效比较差，热疗需要和放疗或者化疗联合应用，才能获得最好的疗效。热疗在放疗前、后做都行，一般热疗和放疗间隔要求小于 1 小时。由于肿瘤细胞对加热有耐受能力，也就是说，在接受一次热疗后的一段时间内，再次做热疗会没有疗效或者疗效会明显下降，为了去除肿瘤细胞热耐受对治疗疗效的影响，两次热疗间的间隔时间需要在 48 小时以上。因此，热疗一般每

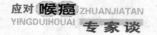

周2次，周一和周四，或者周二和周五，与放疗或化疗配合使用。

175. 放疗前患者需要做哪些心理准备？

放射治疗是一个相对较长的过程，患者在治疗前需要做的准备有几点：①需要患者树立起战胜疾病的信心，如鼻咽癌对放疗敏感，目前治疗效果非常理想，患者要相信在医生努力和自己的配合下，一定能够治愈；②需要患者调整好心态，有的患者得知自己患病后，被吓得不行，甚至六神无主，这样对治疗疾病百害而无一益；因此，在治疗前，一定要放宽心，坦然面对，积极配合治疗；③需要患者做好克服困难的心理准备，放射治疗过程中会出现一些副反应，这是机体对外来刺激的生理反应，医生也一定会想最好的办法把副反应的发生率和程度降到最低，要相信医生完全有办法让你完成治疗。

176. 放射治疗对患者的着装有什么要求吗？

为了减少对照射区域皮肤的摩擦和刺激，建议患者放疗期间穿柔软宽松、吸湿性强的纯棉类内衣，避免穿粗糙及化纤类衣物。头颈部接受放疗的患者，上衣最好穿无领开衫，不要穿硬领衬衫，男士不打领带，以便于穿、脱和保护颈部皮肤。

177. 头颈部放疗前为什么要拔除坏牙？

喉癌以及头颈部肿瘤放射治疗照射的范围大，剂量高，尽管现在调强放射治疗技术对正常组织能够进行较好的保护，但与肿瘤邻近的部分结构还是无法避免会接受高剂量照射，这些结构受到高剂量照射后，会在治疗后比较长的一段时间后出现晚期的损伤，其中颌骨（尤其是下颌骨，通常所说的长下牙的骨头）有可能出现放射性坏死，这种骨坏死除了与接受照射的剂量相关外，还与是否有坏牙以及放疗后过早进行坏牙和颌骨的处理相关，因此，为了降低放射性骨坏死的发生率，在放疗前需要将口腔内的坏牙拔除。

178. 头颈部放疗对头发有什么要求？

包括喉癌在内的头颈部肿瘤，治疗时需要用一个面罩进行固定，以保证治疗体位的准确性和重复性。头发尤其女性患者的长头发在定位时如果拢在一起放在脑后，会出现每次治疗时位置不一致的情况，所以，通常要求女性患者在治疗前将自己的长发剪成短发，像运动员一样的短发。男性患者呢，则要注意避免在治疗过程中修剪头发，由于治疗过程需要2月左右，所以建议男性患者在定位前将自己的头发适当修短些，在治疗期间就不要再修剪头发了。对其他部位的肿瘤放射治疗，头发则无特殊要求。

179. 放疗前吃东西少或吃不进东西应该怎么办？

放疗前吃东西少或吃不进东西的原因有很多，如口腔、口咽部位的肿瘤患者，可因肿瘤侵犯周围结构，导致不能咀嚼，或咀嚼时疼痛，进食会减少；再比如食管、胃肠的肿瘤患者，会因肿瘤堵塞消化道，而使食物通过消化道困难或不能通过会导致进食减少或不能进食；还有些晚期肿瘤患者身体一般情况非常差或肝功能受损等原因也会影响进食。

不同的情况，解决的办法也会有差别，原则上有一条，尽量去除导致不能进食的病因，加强营养支持治疗。由于肿瘤本身原因引起的进食少或不能进食的患者，一时间不能完全解决的，可通过植入营养管进行支持。能够进行胃造瘘的患者，应该进行胃造瘘手术，不能做胃造瘘手术的，可植入胃肠营养管。胃肠有肿瘤的患者，还可以通过静脉营养支持来解决营养供应。

180. 若放疗前置入了营养管影响放疗疗效吗？

通常情况下，置入的营养管对放疗的疗效没有影响，而且，由于置入了营养管，营养供应得到了保证，患者身体情况会改善，抵抗力会增强，有提高疗效的作用。

181. 肿瘤患者有高血压、糖尿病，对放疗有什么影响？

高血压，糖尿病是目前常见的疾病，很多患者诊断为肿瘤时也合并有这些疾病。如果不严重，服药能够控制，是不会影响放疗进行的。因此，合并有这些疾病时，也不要太紧张，控制好后可以接受放射治疗，但一定要控制在正常水平。

糖尿病患者对放疗的反应会更重一些，黏膜溃疡发生的机率和严重程度会大和重一些，损伤愈合所需的时间也要长一些。因此，血糖的控制非常重要。

182. 合并有糖尿病的患者会增加放疗的风险吗？合并有糖尿病要怎么应对？

糖尿病是一种常见病，很多患者在诊断癌症时合并有糖尿病，有的已经有几年糖尿病病史了，有的是初次发现患有糖尿病。那么，糖尿病会影响放疗疗效吗？会增加放疗副作用吗？

一般糖尿病不会影响放疗疗效。首先，糖尿病是能控制的，好多患者患有糖尿病多年，但血糖一直控制很好。即使是初次发现患有糖尿病，也有办法把血糖控制在正常范围内。所以，合并有糖尿病的癌症患者不必担心。

伴有糖尿病的肿瘤患者的正常组织对放疗要敏感些，放疗反应可能要稍微重一些。医生在治疗过程中会密切关注患者的反应，给予积极的处理，保障患者能够顺利完成治疗。

有血糖仪的患者，可以增加监测血糖的次数和频率，及时了解血糖控制情况，并告诉医生，协助医生控制好血糖。

183. 皮肤破了还能做热疗吗？

热疗的实现需要通过热疗的加热装置与皮肤接触，才能传导热量到肿瘤组织。皮肤破损后，局部对温度的敏感性会变差，感受不好加热温度的高低，容易造成局部皮肤和软组织的损伤。因此，皮肤破了一般不宜做热疗。

184. 放疗过程中身体会出现哪些反应？

放射治疗过程中，身体出现的反应有全身反应和照射局部反应两种。全身反应包括恶心、食欲下降、疲乏，有时候会导致血象的下降。局部反应则与照射部位有关，包括照射部位的皮肤反应。不能一概而论，具体病变不同，照射范围不同，患者身体情况的差异导致出现的反应也不同，轻重程度也不同。如照射头颈部会出现口干、口腔黏膜溃疡、吞咽疼痛；照射胸部可能会导致肺炎、气管炎、食管炎等；照射腹部会出现恶心、呕吐、腹痛、腹泻等症状。

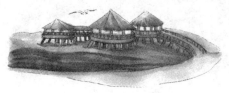

185. 放疗的副反应可以预防和减轻吗?

放疗的副反应分为早反应（急性反应）和晚期并发症，与照射的部位、剂量的大小、照射范围以及是否联合同期化疗有密切关系。

放疗副反应与手术后会在皮肤上留下疤痕、接受化疗时会有相应的不良反应一样非常常见，是机体对外部刺激的一种正常反应，并不奇怪，不必紧张，也并不那么可怕。放疗科医生在给患者治疗时，除了追求最佳的控制肿瘤效果外，同时也会特别关注降低放疗副反应和提高患者的生活质量。治疗时通常会采用先进的放射治疗技术，准确设定治疗范围，对正常组织加以很好的保护，使副反应发生的机率和严重程度降至最低和最轻。在治疗过程中，也会给予相应的处理和支持治疗，以减轻放疗的副反应，以期保证绝大多数患者能够顺利完成放射治疗。

186. 癌症患者放疗期间要怎么应对合并症?

有些癌症患者可能会合并有其他的疾病，如心脏病、高血压、甲亢、糖尿病等，这些合并的疾病多是常见病，并不稀奇，有合并症的癌症患者也不必紧张，这些疾病都有办法控制。得到良好控制的这些合并症，不影响癌症的放射治疗。治疗中医生也会关注这些疾病的控制情况。作为患者，不要忘了服用治疗合并症的药物，并及时向医生反应变化情况。

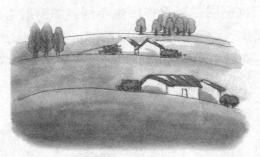

187. 放疗中营养支持为什么特别重要？放疗中什么食物不能吃？

放射治疗时间长，照射的组织多，特别是口腔黏膜、咽部的黏膜比较娇嫩，头颈部放疗过程中会出现黏膜炎，口腔疼痛，吞咽疼痛，严重影响进食，导致体重下降；胸部肿瘤放疗时会出现食管炎；腹部肿瘤放疗时会出现腹泻等症状；同时，放射治疗的全身反应还有食欲下降。这些情况会使患者吃不下饭，或者营养吸收不好，导致营养不够。营养不良的危害非常大，主要有几个原因：①由于进食减少，营养不够，身体合成红细胞、血红蛋白的原料减少，会出现贫血；贫血会引起血液运送氧气的能力下降，肿瘤会因此而缺氧，而缺氧的肿瘤细胞对放射线非常抗拒，从而影响疗效；②由于营养不良，身体抵抗力下降，易患感冒等感染性疾病，而出现发热甚至高热，需要中断放疗，因此影响疗效；③身体抵抗力和免疫力下降后，抵御肿瘤细胞侵袭的能力也下降，容易出现肿瘤远处转移，总体治疗效果下降；④由于营养不良，会出现体重下降，体重下降后，肿瘤与周围健康组织的相对关系会发生改变，会导致肿瘤和正常组织的放疗剂量与事先计划的剂量不一致，使肿瘤控制率下降或正常组织损伤加重。因此，接受放射治疗的患者在治疗过程中以及治疗后一段时间（急性反应恢复期）的营养支持非常重要，患者一定要克服困难，尽可能保持体重不下降。

放疗过程中，对食物的种类没有特殊要求，应以**高蛋白、易消化和易吸收的食物**为主，一般忌食辛辣食物，对头颈部、胸部、食管癌等放射治疗的患者，食物要求软，不宜吃带骨和坚硬的食物，以免损伤口腔或食道黏膜，加重放疗反应。

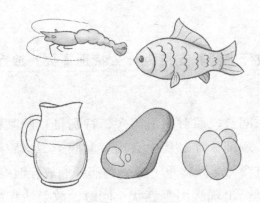

188. 头颈部放疗期间饮食上应注意什么?

（1）放疗开始的 7～10 天内，饮食宜清淡、无刺激，避免酸、甜的食物和饮料，以减少唾液分泌，减轻腮腺反应症状。

（2）当口干症状出现时，饮食应以细软易咀嚼的软食和半流食为主，饮水或汤类有助于吞咽；吃些生津止渴、养阴清热的食品果蔬；还可以配合中药饮片如胖大海、菊花、麦冬、洋参片等泡水饮用。

（3）当有咀嚼或吞咽疼痛的时候，宜吃煮或炖或蒸的等易咀嚼吞咽的半流食，如粥、蛋羹、面片及糊状食品，可将鱼、肉（或肉松）、蔬菜等搅碎加入其中食用。建议患者少食多餐，可以吃顺口味的零食，奶酪、酸奶、冰激凌等清凉食品也是不错的选择。

189. 放疗期间不想吃饭怎么办?

放疗的全身反应会导致食欲下降，也就是说不想吃饭，严重时见到饭菜就想吐（这种情况少见）。还有些患者放疗过程中还接受化疗，这会加重全身反应，食欲下降的并不少见。这种情况下，第一，患者要从思想上战胜自己，树立克服困难的信心；第二，医生会给予一些改善食欲、减轻放疗或化疗副作用的药物；第三，可经常变化食物的种类和口味，从感官上增加食欲。

190. 放疗期间患者口腔黏膜反应会有什么表现？

当放疗引起的口腔黏膜反应出现后，患者会感觉口腔干燥、味觉改变，食物咀嚼吞咽不顺；随照射剂量的逐渐增加，有一部分患者还会出现口腔溃疡和疼痛。由于唾液分泌少，口腔自洁能力下降，容易发生龋齿及口腔感染。因此，放疗期间对于口腔黏膜的护理主要目标是—维持口腔黏膜完整，使患者感觉舒适，预防龋齿发生，维持最佳营养状态。

191. 患者出现口腔黏膜反应后护理上要注意什么？

（1）维持口腔清洁舒适：经常用清水或淡茶水漱口湿润口腔，注意水分补充；保持室内相对湿度；患者在每次进食后要漱口，清除口腔内食物残渣，保持良好的口腔卫生，预防感染和龋齿发生。

（2）维持口腔黏膜完整，减少刺激：患者的饮食宜细软、易咀嚼和吞咽；避免坚硬和刺激性食物；刷牙最好使用细小柔软的牙刷；酒精和烟草会刺激口腔黏膜，应避免饮酒和吸烟。

192. 放疗期间需要忌口吗？

不忌口、不挑食、均衡饮食是肿瘤患者饮食的基本要求。患者在放疗期间，由于疾病本身原因，以及肿瘤的治疗会使机体消耗更多的能量，体重下降的情况并非罕见。特别是头颈部的放疗，当出现口腔、咽黏膜反应症状，如口干，味觉改变，咀嚼吞咽疼痛等症

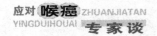

状，可使食欲下降，进食量明显减少。建议患者在放疗期间应摄入高蛋白、高热量、高维生素的饮食，如蛋类、各种瘦肉、海产品、豆制品及新鲜果蔬；尽量不减少每天的进食总量，以保证机体处于正常的营养状态，顺利完成治疗。

193. 放疗期间患者口腔疼痛影响进食该怎么办？

（1）医生会根据患者的情况，给予患者治疗口腔溃疡的药物，从而起到保护口咽黏膜、消炎止痛、促进溃疡愈合的作用；雾化吸入可以使患者的口咽湿润、舒适。

（2）按时服用医生给患者的镇痛药：含有止痛效果的漱口水在患者进食前含漱，可以减轻进食不适的感觉。放疗结束后口腔反应症状会逐渐好转。

（3）如果患者口腔反应较重，不能进食，也不要担心，医生会通过静脉输液给患者补充机体所需的营养和能量。

（4）口腔、咽部、颈段食管部位接受放疗的患者，建议尽早采用鼻饲或胃造瘘饮食，以弥补经口进食困难造成的营养不足。

194. 对放疗期间患者的服药和饮水有什么建议？

（1）放疗期间应多饮水，每日最好在 3000ml 以上，有助于体内代谢废物的排出。还可以将水果、蔬菜榨汁饮用。

（2）进餐及服药前、后，饮少量温水润滑口咽和食管，以免药物或食物黏附在咽部或食管表面。吞咽片剂有困难时，可以将药片研成粉剂后用水冲服。

（3）如果患者正在服用某些药物（包括中药和保健品），请向患者的主管医生汇报，放疗开始后是否需要继续服用，需听从放疗医生的建议。

195. 照射区域皮肤会有哪些变化?

放疗期间,照射区皮肤因射线影响会出现一定的放疗反应,其反应程度与照射剂量、照射面积、部位及个体差异等因素有关。一般在放疗开始2~3周出现,接受治疗范围的皮肤会变红,情况和晒太阳后反应一样;皮肤会干燥、发痒、出现轻微红斑,毛发会有脱落。随放疗继续,症状会逐渐加重,如色素沉着、**干性脱皮**,红斑区皮肤疼痛;部分患者可发展为皮肤皱褶处出现湿性脱皮。不过,患者不用担心,在放疗开始前,医生和护士会向患者介绍照射区皮肤保护的相关知识。

196. 头颈部放疗会引起脱发吗?

头颈部肿瘤患者,接受放疗范围内的毛发会有脱落,通常在治疗开始1~2个星期后逐渐出现;因病变部位不同、采用的照射技术不同和个体差异,脱发的表现也不尽相同,大部分脱发只是暂时的,患者不用担心,一般治疗结束后毛发会逐渐生长,部分患者也会表现出局部头发不长。

197. 放疗期间如何保护患者的皮肤?

放疗期间可通过以下几方面保护好**照射野**皮肤:①要保持**照射野**皮肤清洁、干燥,减少物理及化学性的刺激;可用清水温和的清洗,不要用碱性肥皂,更不能按摩和用力揉搓;避免使用酒精、碘酒、胶布及化妆品;避免冷、热的刺激;②充分暴露照射部位的皮肤，不要覆盖或包扎，如出现瘙痒，患者也不要抓挠，避免人为因素加重反应程度，医生会根据具体情况指导患者用药；③当皮肤出现脱皮或结痂时，请不要撕剥；剃毛发时，使用电动剃须刀，避免造成局部损伤。

198. 在放疗期间患者外出应注意什么？

因照射区皮肤非常敏感，尽量避免在强烈的阳光下暴晒，患者在外出时应注意防晒（如戴帽子、打遮阳伞）；天气寒冷外出时应注意保暖。放射治疗后照射区域的皮肤会比以前脆弱得多，需要长期特别呵护。

199. 照射区域的皮肤可以贴膏药吗？

照射区域的皮肤禁忌贴膏药，因为在揭去膏药时会造成局部皮肤的破损，严重的话可能不得不中断放疗。

200. 照射区域的皮肤可以热敷吗？

患者放疗期间，其照射区域的皮肤是不能热敷的，因为皮肤的**辐射损伤**表现与灼伤有相似之处，热敷将会加重皮肤的损伤。

201. 颈部放疗的患者能戴围巾吗？

放射治疗区域的皮肤最好的护理是暴露。尽量不围围巾，如果冷天去户外时，可以临时使用，并且要选择非常柔软、丝滑的围巾，回到室内后就不要再戴围巾了。

202. 可以用手按摩照射区的皮肤吗？

在治疗期间，颈部或照射区域是不能进行按摩的，这样会加重局部的皮肤反应。治疗结束后按摩也需等照射区域的皮肤完全恢复后，并在医生的指导下进行。在有肿瘤残存的区域是禁止按摩的。

203. 头部放疗患者应该戴帽子吗？

脑瘤或其他头部放疗患者，在放疗期间，如不外出，建议不要戴帽子。因为放疗区域的皮肤以暴露为宜，戴帽子特别是戴不透气的化纤材料的帽子可能会使照射区域内的头皮出现"小疹子"，而导致瘙痒。

204. 放疗期间为什么要经常称体重？

头颈部放疗的患者由于疾病本身以及放疗反应，而影响进食或进食质量明显下降，首先表现的是患者体重下降。患者体重下降可能预示着营养摄入不足，有可能导致贫血、低蛋白血症等直接影响治疗效果的情况出现；另外，体重下降对治疗的精度也有较大的影响，特别是做调强适形放射治疗的患者，要求的精度非常高，体重下降可导致固定效果变差，也会影响治疗效果。所以，如果出现体重下降，患者应该注意饮食结构，增加营养。

205. 放疗期间患者能洗澡吗？

可以洗澡，但应使用比较温和的沐浴液，并注意保护好医生在患者皮肤上画的标记，标记线会随着时间的推移而变淡，尤其在夏天，更容易变得不清楚，在洗澡前，先看看标记线是否清楚，如果不清楚了，先找医生重新画一下再洗澡。洗澡时动作要轻柔，不要抠和搓擦放疗区域的皮肤，水温不宜过高。

206. 放疗期间患者可以做运动吗？

放疗期间患者可以参加体育锻炼。每个人的喜好和身体状况各异，应根据自己的身体条件和爱好进行适当的活动，原则是以运动后不感到疲劳为宜。不建议在治疗期间进行剧烈的运动，因为不利于治疗的顺利完成和身体健康。

207. 接受放疗期间的患者能和亲人接触吗？

肿瘤不是传染病，不会传染给周边的人。体外照射的放射线以及**后装放疗**的放射线也不会在患者体内存留，也不会发生辐射污染。接受放疗的患者可以和亲人接触，而且，和亲人在一起，会让患者感受到亲情，充满温暖，可增加战胜疾病的信心。

208. 放疗期间白细胞减少怎么办？需要停止放疗吗？

放疗期间白细胞下降的情况比较常见，但多数患者白细胞下降的程度都比较轻微，而且下降过程也比较缓慢，对治疗的影响较小。还有些患者在放疗前或者放疗期间同时接受化疗，这种情况下对血象影响作用较大，有时会出现Ⅲ～Ⅳ度的**骨髓抑制**，白细胞减少可能会少到一个比较低的水平。这种情况下，医生会给予药物治疗，患者也要加强营养供给，尽快恢复白细胞、血小板的水平，纠正贫血等情况。

如果**血液学毒性**达到Ⅳ级，则应该停止放疗，尽快恢复白细胞、血小板水平，纠正贫血，同时避免感染。

209. 放疗期间需要使用治疗辐射损伤的药物吗？

目前，治疗**辐射损伤**的药物较少。有些药物会具有减轻放疗损伤的作用，可以考虑适当使用。但由于不同疾病照射部位不一样，损伤的类型和机制也有差别，需要具体疾病具体分析和咨询患者的主管医生。

210. 放疗期间如果机器坏了，放疗中断会影响疗效吗？

肿瘤放射治疗的安排是周一到周五连续治疗 5 次，周六、周日休息，这是有计划的安排。这样的安排有几个好处：第一，肿瘤组织受到连续 5 次的放射治疗后，能够累积足够的杀伤作用；第二，休息两天，正常组织的损伤得以修复，正常组织的修复能力和恢复速度比肿瘤组织要强和快，休息两天可再开始新的一轮治疗；第三，在休息的两天内，治疗的机器可得到很好的检修，保证良好的性能。

治疗中要尽可能地避免治疗的中断，要避免一切不是计划需要的治疗中断，尤其是口腔反应重的时候。为什么呢？主要是非计划的中断治疗，会导致总的治疗时间的延长，这种治疗时间的延长会导致肿瘤局部控制率的下降，主要原因是肿瘤有这么样一个特性：在肿瘤细胞杀死到一定程度时，肿瘤细胞会出现比原来生长速度更快的情况，医学上叫肿瘤细胞的加速再群体化，以前叫加速再增殖，从字面上就能理解为肿瘤细胞生长更快了。这个时间点大多在放疗开始后的第 21 天以后，而这个时间也是患者出现口腔黏膜炎，引起咽痛，影响进食或者其他副作用出来的时候，有的患者希望能够停一停放疗，待症状减轻点再治疗，但来自医生的建议是：不要中断放疗，在积极处理这些副作用的同时，坚持按计划完成放疗，以保证疗效。

加速器有故障出现的时候，特别是夏天，加速器故障率会增加；有时候还会赶上国庆，春节等长假，这些都有可能导致治疗的中断，为了避免这些情况导致的非计划性治疗中断，医院可以采取机器小故障当时修，中等故障不过夜，大故障周末和节假日加班等办法来处理，将对患者治疗中断的影响降到最低，确保治疗质量。

211. 放疗过程中为什么要进行中期疗效评价？

肿瘤放射治疗的疗效与几类因素有关系。第一类是肿瘤本身的因素，比如肿瘤病程的早晚，肿瘤生长方式、破坏了哪些结构，与重要的组织（如脑干、脊髓、眼睛、视神经）等的关系，肿瘤对放射治疗和化学治疗的敏感性等；第二类是患者因素，比如患者的身体强壮与否、年龄、有没有合并症、能不能耐受放射治疗；第三类就是治疗相关因素，比如治疗的位置准确与否、剂量是否足够，另外就是放射治疗是否有调整的可能。

影响疗效的几类因素中，对一个具体的患者来说，第一类和第二类以及第三类的前部分都基本上是固定了的，那我们就看看在放射治疗本身上有哪些可以影响疗效。简单地讲影响因素有 3 个，即总剂量（控制肿瘤需要的剂量）、分次剂量（每天照射多少剂量）和总的治疗时间（治疗天数）。他们的关系是总剂量＝分次剂量×治疗天数，从这个关系来看，如果总剂量确定了，其余两个因素中只要有一个变了，另一个就也会跟着改变。总剂量与肿瘤的期别、大小（体积）有关，通常在治疗前会确定好。那么，分次剂量的大小对肿瘤的影响有多大呢？值不值得调整？调整的依据是什么？一般来讲，放射抗拒的肿瘤分次剂量大一点的效果要好些，当然不能无限大，太大了会伤及周围正常组织。

怎样判断肿瘤对放射治疗是抗拒或敏感，现在还没有绝对准确的办法在治疗前就测定出肿瘤对放射是否敏感。那怎么办呢？有些方法可以提供些参考。有一句话说得好"实践是检验真理的唯一标准"，肿瘤治疗了一段时间后，根据肿瘤缩小的情况可以帮助我们判断肿瘤对放射是否敏感，为了保证调整及时可行，中期复查就显得非常重要了，在放射治疗4~5周时进行中期检查，能够帮助我们确定是否需要调整分次剂量，甚至能够帮助我们提前判断治疗结束时是否有可能有肿瘤残存，是否需要增加照射剂量。

还有一种情况，肿瘤在治疗前非常大，而且对放射治疗比较敏感，我们从每周一次的体格检查中就能够初步看出来，这种情况更有必要进行中期疗效评价，甚至更早些时候的疗效评价。根据具体情况做适当调整，可以帮助我们更加准确的照射肿瘤，更好的保护正常组织，使患者得到更好的疗效和高品质的生活质量。

212. 怎么自我检测放射治疗的效果？

对患者来讲，最关注的是肿瘤对放射治疗是否敏感，治疗效果好不好，在治疗过程中，有没有办法自我检测疗效，让自己心里有底呢？

对不同的肿瘤，患者能够自己判断的程度是不一样的，对看得见，摸得着的，比较好判断一点，对那些位置深，查体看不到的肿瘤自我判断比较难。患者可以用以下的方法试着帮助判断效果，当然最终的判断仍然需要医生来决定。

最主要的是根据症状的变化来判断是否有效，也就是说，患者是因为什么原因去医院看病的，这些原因在治疗后有没有变化，如果有变化，说明治疗起作用了。如患者是因为鼻涕带血来看病的或者是合并有鼻涕带血，治疗后，鼻涕带血减少或消失了，说明可能有效了；有的患者是耳鸣、听力下降来看病的，治疗后耳鸣好了，听力恢复了，说明治疗有效了；鼻子堵的患者，治疗后通气了，不堵了；有头疼的患者，头疼减轻了或者消失了；看东西时的双影没有了；脖子上的包块明显小了等；都能反映治疗有效。可以根据这些来判断每一点进步和改善，并让患者能够体会、了解，增强其治疗的信心。当然，具体疾病还需要具体分析。

213. 治疗结束时还有肿瘤残存怎么办？

放疗完全结束后肿瘤细胞的坏死还将持续一段时间，这段时间在1~2个月，所以残存肿瘤还可能继续缩小。如果是有计划的手术前放疗，待放疗结束后休息4~6周，然后按计划进行手术。如果是根治性放疗后，休息观察6周后仍有肿瘤残存，根据具体情况，条件允许者仍可进行手术。如果仅是喉有肿瘤残留，颈部淋巴结控制良好，则多数要全喉切除了。如果是喉部肿瘤完全消退，仅颈淋巴结控制不满意或残留，而且无明显侵犯颈部动脉血管，估计可切除，那么只要考虑颈部淋巴结切除或清扫就行了，喉部应继续观察。

214. 头颈部放疗有什么后遗症吗？

放射治疗能够杀死肿瘤细胞，能够治愈某些癌症，但放射线必须穿过正常组织才能到达肿瘤细胞。很显然，放射线肯定会同时损伤正常组织，产生一定的后遗症或副作用，这一点也不奇怪，也不可怕。

那会有什么样的后遗症呢？它的发生与哪些因素有关，可以预防和避免吗？或者可以减轻它的程度吗？

头颈部放疗常见的后遗症主要有口干、张口困难、颈部变硬、面部肿胀、放射性龋齿等，它们的发生与放射治疗剂量密切相关。在现代放疗条件下，这些后遗症的发生机率都明显下降。张口困难，颈部变硬能够通过锻炼使它们不发生或者程度非常轻。

当然，有些晚期患者，肿瘤组织与重要器官关系密切，而不能达到控制肿瘤的放射剂量，但有些重要器官仍会受到一定的损伤，如视力损伤，脑组织损伤记忆力下降，脑干和脊髓也可能出现损伤而导致比较严重的后遗症。当存在这些情况时，医生会与患者交流，告诉可能发生的后遗症，在控制肿瘤和减轻后遗症两个方面都做充分的考虑，选择合适的治疗方案，来达到最好的治疗结果。

215. 放疗后皮肤和黏膜反应还会持续多久？

照射部位涉及到皮肤和黏膜的放疗，如头颈部肿瘤、食管癌、肺癌、胃肠道肿瘤等的放疗，放疗期间及放疗后患者通常会出现皮肤反应和口腔、食管、胃肠道黏膜反应，在治疗结束时可能是比较严重的时候，放疗结束后还会持续多长时间呢？

有两个非常重要的因素会影响这个时间：①黏膜溃疡的范围和深度：放疗结束时如果黏膜溃疡范围较大，疼痛比较明显，如果医生告诉患者是Ⅲ度的黏膜反应，持续的时间会在2周以上；②是否合并同时的化疗：现在局部晚期鼻咽癌放疗时大多合并同期化疗，同期化疗的第三疗程通常在治疗的最后3天才完成，治疗结束时它对黏膜的损伤还尚未完全体现出来；另外，放疗同期合并化疗的患者黏膜的反应程度比单纯放疗重；所以，同期放、化疗患者在治疗结束时可能最严重的黏膜反应还未表现出来，在治疗结束后2周仍然是比较严重的时候，一般需要1个月甚至更长的时间才能好转，在这段时间里，需要按照在治疗期间一样注意口腔黏膜和皮肤的护理。

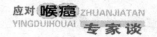

216. 放疗结束了照射区域内皮肤还要保护吗？

放疗引起的皮肤色素沉着不需特殊处理，但是，放疗结束后照射区域内的皮肤还是要进行保护的。放射治疗所引起的皮肤损伤，在放疗结束后会逐渐恢复，但是需要时间；恢复时间的长短根据患者病变的情况、对医生建议的依从性等不同而不同，并且个体差异也较大。一般情况下，在局部皮肤的颜色恢复正常前，都应该注意保护。

217. 在放疗后的日常生活中需要注意什么？

肿瘤患者接受治疗后的日常生活中应注意以下几点：①保持良好的心态和积极的生活态度，相信自己能够康复和彻底战胜肿瘤；②保持良好的生活习惯，正常作息，不过度疲劳；③坚持适当锻炼，强度以不感到累为宜；④加强功能锻炼，比如头颈部肿瘤患者治疗结束应该练习张嘴、转头；乳腺肿瘤患者治疗后应加强上肢功能锻炼等；⑤定期到医院进行复查。

218. 放疗后什么时候复查？复查时需要查哪些项目？

肿瘤患者接受治疗后对复查有些具体的要求，一般放疗后1个月复查，观察肿瘤消退情况和正常组织恢复情况，以后2年内每3个月复查1次，2年以后每半年复查1次，5年以后每1年复查1次。有症状复发或异常情况出现时，应及时到医院进行复查。

复查的项目与治疗时的检查项目基本一致，有特殊提示时，会给予一些特殊的检查。

219. 放疗结束后一段时间内需要继续使用放疗辐射损伤保护药物吗？

如果放疗反应比较重，可以考虑继续使用一段时间的放疗**辐射损伤**保护药物。患者皮肤、皮下组织出现纤维化者，可考虑使用γ-干扰素较长一段时间。

220. 放疗后肿瘤复发了应该注意什么问题？

放疗后肿瘤复发了，需要搞清楚几个问题：原来是什么疾病？复发的情况是怎么样的？局部病变晚不晚？有没有合并其他部位转移？此次复发距放疗的时间是多长？有没有合并症？放疗后的后遗症明显不明显等等？然后根据具体情况决定下一步怎么办，对不同的肿瘤复发患者进一步的治疗是有差别的，不能一概而论，应与医生探讨进一步治疗方案。

（三）内科治疗（化疗、靶向治疗、免疫治疗）

221. 什么叫化疗？

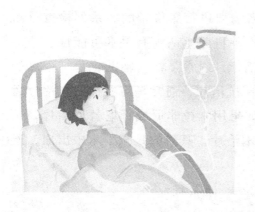

化疗是化学药物治疗的简称，是指用化学合成药物治疗肿瘤及某些自身免疫性疾病。化疗是一种"以毒攻毒"的全身治疗方法。这类药物主要基于肿瘤细胞较正常细胞增殖更快的特点，通过直接破坏肿瘤细胞的结构或阻断细胞增殖过程中所需的物质来达到杀伤肿瘤细胞的目的。因此，化疗对正常细胞和机体免疫功能等也有一定程度的损伤，可导致机体出现不良反应。

222. 什么是新辅助化疗？

新辅助化疗是指在实施局部治疗方法（如手术或放疗）前所做的全身化疗，目的是使肿瘤缩小、尽早杀灭看不见的转移细胞，以利于后续的手术、放疗等治疗。对于早期肿瘤患者通常可以通过局部治疗方法治愈，并不需要做新辅助化疗。而对于晚期肿瘤患者由于失去了根治肿瘤的机会，通常也不采用新辅助化疗的方法。新辅助化疗通常是用于某些中期肿瘤患者，希望通过先做化疗使肿瘤缩小，再通过手术或放疗等治疗方法治愈肿瘤，卵巢癌、骨及软组织肉瘤、直肠癌、膀胱癌、乳腺癌和非小细胞肺癌等都有成功的例子。但新辅助化疗也有风险，有些患者接受新辅助化疗的效果不好，可使病变增大或患者体质下降，还有可能失去根治肿瘤的机会。

223. 新辅助化疗后患者什么时候可以接受手术治疗？

对接受新辅助化疗后的患者需要进行影像学的一系列检查重新评估能不能进行手术治疗。如果外科医生认为有手术可能性，需待患者血象恢复正常后接受手术治疗，通常是在新辅助化疗结束后的第3~4周。如果是采用贝伐珠单抗治疗，通常是需要在停止治疗后至少6周才能进行手术治疗，如果用索拉非尼或舒尼替尼治疗，一般停药1~2周后就可以考虑手术治疗，其目的是减少术中出血，避免术后伤口不愈合。

224. 什么是术后辅助化疗？

有些肿瘤患者即使接受了根治性切除手术，甚至是扩大切除手术，术后仍有可能会出现肿瘤复发或转移，目前研究认为这部分患者在原发肿瘤未治疗前就已有肿瘤细胞播散于全身，其中大多数肿瘤细胞被机体免疫系统所消灭，但仍有少数肿瘤细胞残留于体内，在一定环境条件下会重新生长，成为复发根源。因此，在手术消除局部病灶后，若配合全身化疗，就有可能消灭体内残存的肿瘤细胞。这种在根治性手术后进行的化疗叫辅助化疗。目的是杀灭看不见的微转移病灶，减少复发或转移，提高治愈率，延长生存期。是否需要进行辅助化疗主要根据原发肿瘤的大小和淋巴结是否有转移，以及是否存在复发或转移的**高危因素**（如分化差，有脉管瘤栓等）来决定。不同类型肿瘤的标准不尽相同，部分患者辅助化疗后还可能需要放疗。

225. 什么是化疗方案？

当肿瘤专科医生给肿瘤患者实施化疗时，会针对不同的肿瘤类型、患者当时的身体状况和既往的治疗情况来选择合适的化疗方案进行治疗，化疗方案通常是几种化疗药物的联合应用。为什么将几种药物联合应用呢？因为化疗的主要目的是最大限度地杀伤肿瘤细胞，同时还要减少化疗药物对人体正常细胞的毒副作用，因此医生会考虑药物对肿瘤细胞的杀伤力、药物的毒性、对肿瘤期的影响，还有患者的耐受情况，从科学的化疗方案中选出最优的方案进行治疗。

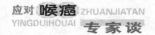

226. 术后多长时间开始进行化疗比较合适？

术后化疗的时间主要取决于患者手术后恢复的快慢。通常在手术后 4 周之内进行化疗比较合适。

227. 都说化疗很伤身体，可不可以不做化疗呢？

必要的术后辅助化疗能够减少肿瘤复发或转移，延长患者生存期。虽然有毒性反应，但总体是利大于弊。对于大多数肿瘤而言，目前尚没有能够替代辅助化疗的方法。如果医生建议进行术后辅助化疗，最好是采纳医生的建议，当然，患者有权决定是否接纳，但前提是要充分了解拒绝辅助化疗可能带来的后果。

228. 为什么有的人化疗效果很好，而有的人化疗效果不好？

化疗的效果主要跟肿瘤对药物的敏感性有关。有没有效主要取决于肿瘤的特点以及个体间的差异，比如同样是肺癌，小细胞肺癌化疗的效果很好，大多数患者化疗后肿瘤会明显缩小甚至消失；相比之下，非小细胞肺癌化疗的效果就没那么好。即便同样是肺腺癌，用了同一种药，有的人特别有效，有的人却一点也不管用，这就是由患者个体间的差异造成的。

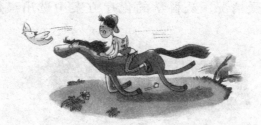

229. 应该如何选择进口药物和国产药物？

进口药物和国产药物都是经过国家药监局审批的正规药物，只要是同一种药物，其成分都是一样的，理论上起的作用也应该是一样的。但进口药物和国产药物在制作工艺上多少会有区别。在仿制药品用于临床前有关部门会比较国产药物与进口药物的疗效与不良反应，一般来讲不会有很大差别，否则就不会被批准在国内使用，但经常会在临床中发现患者或家属给予进口药物特别的含义。究竟怎么选药，患者有很大的发言权，就像国产电视和进口电视一样，患者主要根据自己经济状况或其他因素来选择。

230. 什么是一线化疗？什么是二线化疗？

第一次化疗时采用的化疗方案叫一线化疗，这个化疗方案往往是经过长时间的临床研究显示对大多数患者来说疗效最好，且可以重复的治疗方法；毒副反应相对能接受，价格也能够被接受的性价比最高的化疗方案。但没有一个药物或治疗方法是永远有效的，几个周期一线化疗后如果不管用了就不能再用这个化疗方案啦，如果不换就不符合逻辑，再换的另一种化疗方案就叫二线化疗。多数情况下，一线化疗的效果要好于二线化疗。

231. 什么是化疗耐药？

化疗耐药是肿瘤治疗中的一个难题，可分两种情况：一种是先天耐药，是指一开始就没有效；另一种是继发耐药，就是开始的时候管用，接着用就不好使了。这时候一般需要换药。化疗耐药是不可避免的一种现象。一种药物耐药后，对跟它结构类似的另一种药物也会有交叉耐药；更不好理解的是，对跟它结构不同的药物可能也会产生耐药。换用靶向药物有可能获得一定效果。

232. 如果多种化疗方案均无效怎么办?

如果多种化疗方案均无效，可以尝试参加新药的临床试验，也可以考虑中医等治疗。并根据患者的状态给予最佳支持治疗，针对不舒服的地方做局部治疗，比如骨放疗、脑放疗、胸部放疗等。如果经济允许，可试用靶向治疗。

233. 抗肿瘤化疗药物有哪几大类?

（1）按作用机制抗肿瘤化疗药物通常分为 6 大类：①细胞毒类药物：此类药物作用于细胞的 DNA 和 RNA、酶、蛋白质而导致肿瘤细胞死亡，如氮芥、卡莫司汀（卡氮芥）、环磷酰胺、白消安（马利兰）、洛莫司汀（环己亚硝脲）等；②抗代谢类药：此类药物对核酸代谢物与酶结合反应有相互竞争作用，影响和阻断了核酸的合成导致肿瘤细胞死亡，如氟尿嘧啶、甲氨蝶呤、阿糖胞苷、呋喃氟尿嘧啶等；③抗生素类：有抗肿瘤作用的抗生素类药物，如放线菌素 D、丝裂霉素、博来霉素、阿霉素、平阳霉素等；④生物碱类：主要为干扰细胞内纺锤体的形成，使细胞停留在有丝分裂中期的一类化疗药物，如长春新碱、长春碱、羟喜树碱等；⑤激素类：能改变内环境进而影响肿瘤生长，有的能增强机体对肿瘤侵害的抵抗力，常用的有三苯氧胺、雌激素、黄体酮、雄激素、甲状腺素、地塞米松等；⑥其他：不属于以上诸类如甲基苄肼、羟基脲、顺铂、卡铂等。

（2）按其对细胞增殖周期的影响，可分为 3 大类：①周期非特异性药物：对增殖或非增殖细胞都有作用的药物，如氮芥类、环磷酰胺、抗生素类等；②周期特异性药物，作用于细胞增殖整个或大部分周期时相的药物，如抗代谢类药物；③周期时相特异药物：药物选择性作用于细胞周期的某一个时相，如阿糖胞苷、羟基脲抑制细胞合成期，长春新碱对有丝分裂期的细胞有抑制作用。

234. 为什么大多数化疗方案都需要联合几种化疗药而进行？

化疗药物按照机制分成很多种，在为患者治疗中多选用几种药物联合使用，当然偶尔也有单独使用的时候。肿瘤在其生长过程中细胞要分裂、增殖，在细胞分裂增殖过程中会出现很多生物学过程，被分成几个期别。有的药物能够对各期别都起作用，而有的药物则只针对细胞的个别期别。很显然针对多种期别的肿瘤细胞如果能够联合使用多种化疗药物，可以产生比单个药物更高的疗效，同时可以分散各个药物不同的不良反应，不至于在某个方面的不良反应太明显。这就是为什么大多数化疗需要联合几种化疗药而进行的原因。

235. 化疗周期是指一周吗？

化疗周期是指每次用药及其随后的停药休息期到下一次化疗开始用药时的间隔时间。化疗方案不同，化疗周期长短也不一。化疗周期的长短一般是根据化疗药物的**药代动力学**特点和肿瘤细胞的增殖周期来决定的。根据化疗药物毒副作用及人体恢复周期，从给化疗药的第1天算起，至第21天或28天，即3~4周称之为一个周期。

236. 化疗是天天做吗?

医生告知 3 个星期 1 个周期，要化疗 4 个周期，那是需要在医院治疗 12 个星期也就是 3 个月吗？这种理解是不对的，医生说的 1 个周期包括了用药的时间和休息时间。在一个周期中不是每天都用化疗药，大部分化疗药物在每 21 天或者 28 天里只有 3~5 天用化疗药物，其余时间休息。某些靶向药物使用的时间会相对较长，比如说重组人血管内皮抑素就需要连续使用 14 天，每天用药 4 个小时。药物使用的频率是根据其毒副作用、代谢时间及人体恢复周期来决定的。总的来说，不论什么样的治疗方案，每个周期都会有一定的休息时间。

237. 晚期肿瘤患者需要做化疗吗? 如需要, 通常要做几个周期?

一般来讲晚期肿瘤患者是指出现远处转移的患者，晚期肿瘤患者并不等于没有办法治疗。对于晚期肿瘤患者治疗的主要目的是延长生存时间、提高生活质量。不同的晚期肿瘤患者化疗周期数不同，患者能够承受的情况也不同，所以还应该与医生进行探讨，做好心理准备，配合进行治疗，争取达到最佳治疗效果。

238. 如何正确对待化疗, 消除恐惧?

由于化疗有恶心、呕吐、腹泻、脱发、肝功能损害以及白细胞下降等毒副反应，不少患者因此认为化疗会削弱已经患有重病或刚经历大手术创伤的身体，得不偿失，因而拒绝做化疗。其实，在目前对癌症的有效治疗手段中，手术及放疗均是局部治疗手段，唯有化疗才是全身性治疗，当然中医药或免疫治疗等也是全身治疗，但就对肿瘤细胞的杀伤性而言都远不如化疗。

肿瘤患者应该避免盲目的做化疗，应该找有资质的肿瘤内科医生制订化疗方案。对于由化疗而引起的呕吐、脱发、白细胞下降等副反应，目前有很好的止吐药、升白细胞药、保护肝肾功能的预防措施等可给予处理，可以较好的控制化疗不良反应。有些患者在化疗前给予止吐药甚至不会出现呕吐的反应；对于脱发的患者化疗后头发还可以再生。所以完全不必惧怕化疗。

239. 什么叫内分泌治疗？

内分泌治疗又称激素治疗。激素是由机体分泌细胞产生的一类化学物质，其随血液循环到全身，可对特定的组织或细胞发挥特有的效用。

有一些肿瘤的发生与发展与激素失调有关，治疗中可应用一些激素或抗激素类物质使肿瘤生长所依赖的条件发生变化，从而抑制肿瘤的生长。由于激素可选择性地作用于相应的肿瘤组织，对正常组织不会产生抑制作用，因而不会引起**骨髓抑制**。目前，临床上应用较多的激素治疗方案有：①用甲状腺素抑制促甲状腺素的分泌以治疗甲状腺癌；②用性激素（包括雌激素、孕激素、雄激素）及抗性激素药物（如三苯氧胺）治疗乳腺癌或前列腺癌；③用肾上腺皮质激素与化疗药物联合应用以增强化疗作用，降低副作用。

内分泌治疗可以通过外科手术、放射或药物来实现。外科手术是手术切除卵巢、睾丸、肾上腺、脑垂体等内分泌腺体；放射是指用放射线照射破坏内分泌腺体；药物治疗是指补充某些激素（替代治疗）、用药物消除某些激素（消除治疗）及用某些药物抵消某种激素的效应（抵抗治疗）。

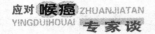

喉癌不能做内分泌治疗。

240. 什么是靶向治疗？

所谓的分子靶向治疗是指药物进入体内会特异地选择分子水平上的致癌位点来结合发生作用，使肿瘤细胞特异性死亡，而不会波及肿瘤周围的正常组织细胞。所以分子靶向治疗又被称为"生物导弹"，一般只对肿瘤有抑制作用，而对正常组织没有副作用，其特点是高效、低毒，是一种理想的肿瘤治疗手段。

241. 靶向治疗药物属于化疗吗？

靶向治疗本质上属于一种生物治疗，不属于化疗，两者之间存在本质的区别。传统意义的化疗药物主要指细胞毒药物，它们是一种具有杀伤性的化学物质，除了对肿瘤细胞具有杀伤作用外，对于许多同样分裂旺盛的正常组织细胞也有毒性，例如：白细胞、血小板、胃肠道黏膜细胞、毛囊细胞等。所以化疗往往会造成一些相关的副作用，例如：白细胞下降、血小板下降、恶心呕吐、脱发等。靶向治疗药物理论上只针对肿瘤细胞，对正常组织没有作用，所以往往不会出现化疗相关的副作用。

242. 临床上应用的分子靶向治疗药物有哪几类？

根据药物的作用靶点和性质，可将主要分子靶向治疗的药物分为以下几类：①小分子**表皮生长因子受体（EGFR）**酪氨酸激酶抑制剂，如吉非替尼、埃罗替尼；②抗**表皮生长因子受体**的单克隆抗体，如西妥昔单抗；③抗原癌基因人类**表皮生长因子受体2**的单克隆抗体，如曲妥珠单抗；④抗血管内皮生长因子受体（VEGFR）抑制剂索拉非尼、舒尼替尼、阿西替尼、帕唑帕尼、贝伐株单抗；⑤哺乳动物雷帕霉素靶蛋白激酶抑制剂，依维莫司、替西罗莫司；⑥抗 CD20 的单克隆抗体，如利妥昔单抗等。

喉癌的靶向治疗目前还在临床探索过程中。

243. 化学治疗和生物靶向治疗是一回事吗？

化疗和靶向治疗都是抗肿瘤治疗方法，但各有特点。化疗就像炸弹，不分敌我，对肿瘤和正常组织都有杀伤，只要是生长比较快的组织都会受到影响，因此毒性大，主要表现为**胃肠道反应**和血液毒性。而靶向治疗就像导弹，定位准确，必须有目标，因此需要先做必要的检测，看有没有相应的靶点。靶向治疗药物的毒性相对小，主要表现为皮肤毒性和腹泻，抗血管生成的靶向药物还会影响患者的血压等。选择化疗还是靶向治疗需要根据不同病种、疾病的不同时期、检测靶点的不同以及患者的经济状况等综合考虑。

244. 哪些喉癌患者需要化疗？

化学治疗并非喉癌的主要治疗方法，因为喉癌以鳞癌为主，对化疗不敏感，虽然近年来化疗已经有了进展，但是化疗在喉癌治疗中仍然不能作为首选治疗方法，只能作为一种辅助性治疗方法。

对于较晚期的喉癌患者，在术前没有应用放疗，可化疗 1 个疗程。对于声门下或跨声门型喉癌，已手术切除，但又感到不甚放心，在全身情况允许时可用化疗。另外，对于术后复发或颈部出现转移者，在不能再次手术或放疗的情况下，可试用化疗。

245. 治疗喉癌最常用的化疗方案有哪些?

（1）常用的化疗方案为 PMD 方案

顺铂（DDP）40mg/m²，静脉滴注，第 1~3 天；甲氨蝶呤（MTX）40mg/m²，静脉注射，第 1~8 天；长春花碱（VLB）5mg/m²，静脉注射，第 1~8 天。3 周为 1 周期，共 3 次。

（2）DDP+氟尿嘧啶（5-FU）+平阳霉素（PYM）

DDP 40mg/m²，静脉滴注，第 1~3 天；5-FU 300mg/m²，静脉注射，第 1~5 天；PYM 5mg/m²，静脉滴注，第 8~12 天。3 周为 1 周期，共 3 次。

246. 治疗喉癌常用化疗药物的毒副反应和处理及预防方法是什么?

甲氨蝶呤（MTX）是最早及最普遍使用的药物之一，单用有效率为 25%~55%，一般在 30%左右，它可口服、肌内注射、静脉注射及动脉灌注，亦可采用大剂量甲氨蝶呤与亚叶酸钙（CF）解救疗法。

博来霉素（BLM）是第二个广泛使用的药物，单用有效率为 15%~25%，其治疗头颈癌起效快，但缓解期短，一般采用 10~30mg/m²，肌内注射或静脉注射，每周 1~2 次，由于其没有**骨髓抑制**作用，现已成为头颈部肿瘤联合化疗中常用的化疗药物。

环磷酰胺（CTX）和氟尿嘧啶（5-FU）作为单一药物对转移、复发的头颈部肿瘤亦有一定疗效，最近临床试验表明 5-FU 连续输注的疗效明显优于间断给药。CTX 一般采用 400~750mg/m²，静脉注射，每周 1 次。5-FU 多采用 200~1000mg/m²，连续静脉输注 4~5 天。

顺铂（DDP）是目前治疗喉及下咽癌等头颈部肿瘤最有效和最新的药物，单一药物有效率 27%~40%，在未治疗过的患者中有效率可高达

70%。DDP 还可作为放射增敏剂与放疗合用治疗局部晚期头颈癌。

第二代铂类抗癌药卡铂（CBP）由于其非血液学毒性如**肾毒性**、消化道反应，耳毒性及周围**神经毒性**较低，对于晚期头颈部恶性肿瘤患者，完全可以代替 DDP，对局部晚期或复发的头颈部鳞癌有效率 14%~28%，中位缓解期 3~5 个月。

去甲长春花碱（NVB）为长春花生物碱的第三代衍生物，单药治疗复发和远处转移的喉及下咽癌等头颈部恶性肿瘤，部分缓解率 22%，中位缓解期 5~8 个月。

紫杉醇（商品名 taxol，泰素，紫素）代表一类新的有丝分裂抑制剂，对头颈部癌有一定疗效，采用 $250mg/m^2$，滴注时间超过 24 小时。第三天开始给患者粒细胞-集落刺激因子（G-CSF）治疗每 3 周重复 1 次，缓解率 40%左右。

这些药物用于喉癌治疗有效率为 15%~30%，但极少完全缓解。

247. 化疗过程中会出现哪些不良反应?

化疗过程中常见不良反应包括**胃肠道反应**（恶心、呕吐）、血液毒性（白细胞低、血小板低、贫血）、肝**肾毒性**（肝肾功能异常）、**神经毒性**（手脚麻木，耳鸣）、皮肤毒性（脱发、脱皮、皮疹、脓疱）、心脏毒性（心慌、心律失常、心绞痛）、乏力等。

248. 如何减轻化疗的不良反应?

目前已经有很多方法可预防或减轻化疗的近期不良反应，如化疗前预防用止吐药能减轻恶心、呕吐，白细胞或血小板降低的患者可以应用升白细胞药物针或升血小板药物针注射治疗。关节酸痛患者可用芬必得之类的止痛药加以缓解。但对**神经毒性**、脱发目前还没有好的预防办法，此外，治疗后导致的第二原发癌等也无法预防。患者应尽可能保持战胜疾病的决心和克服困难的信心，因为心情越差越容易陷入反应越大的恶性循环。医生会根据患者情况，针对具体的并发症对症处理。

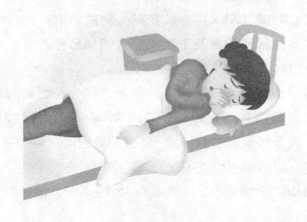

249. 化疗期间饮食应注意些什么？有忌口吗？

化疗中应注意饮食问题，尤其是我们中国人，对此非常重视。但是现实中我们对这个问题的认识存在着许多误区。受传统的思维影响，人们有很多奇怪的认识，例如忌口的问题：治疗中不能吃无鳞鱼，不能吃蛋白质，不能吃羊肉等等；还有的患者认为应该使劲补，天天补品不离口。出现这些现象和我们的传统思维方式有关。食物可以对疾病产生影响，如食用海产品对甲状腺功能亢进、食用过多的淀粉或含糖的食物对糖尿病、饮酒及海鲜火锅等对痛风等会出现影响，但是一般的鱼、肉类食物对肿瘤并没有影响，一些不实的传言并没有证据来支持。设想一个肿瘤患者本来身体就受到疾病的困扰，若出现营养不良，再不及时补充则会对患者的病情造成消极的影响。化疗期间患者常常有**胃肠道反应**，如恶心、呕吐、食欲不好等，这时饮食应该清淡，但应富于营养，并且应服用一些纤维素以帮助患者解决一些便秘问题。化疗过后休息阶段可以再适当地增加营养。有人认为应多食补品，补品是什么？其实只是个概念而已，有些补品含有激素，对患者不见得有益，只要患者有食欲，其实正常的饮食就是最好的补品，花同样的钱可以获得更多的回报。

250. 化疗中出现贫血应如何处理？应注意哪些问题？

血液中红细胞为全身各种组织器官提供氧气，当红细胞太少而不能向组织提供足够的氧气时心脏工作就会更加努力，让患者感到心脏跳动或搏动很快。贫血会使患者感到气短、虚弱、眩晕、眼花和明显的乏力等不适。根据贫血程度的不同，医生会给予重组人促红细胞生成素、口服铁剂、维生素，甚至是输红细胞悬液以加快贫血的纠正。在药物治疗的同时也需要患者足够的休息、减少活动、摄入足够的热量和蛋白质（热量可以维持体重，补充蛋白质可帮助修复治疗对机体的损伤）、缓慢坐起与起立。

251. 化疗患者为什么会掉头发？如果头发掉了该怎么办？

化疗药物进入体内后会抑制组织的生长，在我们的机体内生长最为旺盛的组织最容易被抑制，而这些旺盛的组织常见于骨髓、胃肠道黏膜等，发根也是一个生长极为旺盛的部位，因此也容易被化疗药物所抑制。化疗后一旦发根被抑制就会掉头发，有的人掉得更加明显，甚至眉毛、胡须及其他体毛都掉光。但是当化疗结束后这些抑制毛发生长的因素就逐渐淡出了，毛发的发根又会逐渐恢复生长，个别患者重新长出的头发会是卷发，但时间久了还是会变成直发。在医院里化疗后出现脱发的现象十分常见，别人不会用惊异的目光看您，但在其他场合您可能会感到尴尬，有别人对患者不了解，

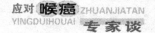
也有自己过多的自我暗示。如果要解决这种现象，可以到商店去购买假发。戴假发不光是患者的专利，也是很多人的爱好，您可以随心挑选中意的假发，体会平时不曾尝试的事物。当然随着科技的进步有些化疗药物已经有所改进，我们相信化疗后掉头发的现象会逐渐得以改善。

252. 化疗后呕吐怎么办？

呕吐是患者对化疗药物常见的不良反应，以往没有有效的止吐药物，所以用药后呕吐明显，据老医生们讲，很多年前患者抱着脸盆吐。随着化疗后患者呕吐的机制被搞清后，开发了很多有效的止吐药物，这些药物的使用极大地缓解了患者的消化道反应，现在已经很少能再看到因为长期呕吐反应而不能坚持化疗的患者啦。止吐药物大多是经静脉使用，也有口服的，可以结合使用，如果还不理想还可以结合激素（地塞米松）治疗。但是这些止吐药物也有其自己的不良反应，如便秘、腹胀等。

253. 化疗后出现口腔黏膜炎和口腔溃疡，有什么办法可以减轻疼痛？

化疗后患者出现口腔黏膜炎和口腔溃疡是化疗药物的不良反应，甲氨蝶呤等药物导致的最明显，当出现了口腔黏膜炎和口腔溃疡应该告知您的医生，在经检查后可以做相应的处理。口腔溃疡需要患者保持口腔卫生，饭后口腔中不要残留很多食物残渣，多漱口；目前有些漱口液可帮助溃疡愈合，还可以用含有中性粒细胞及巨噬细胞集落刺激生物因子（一种升白药物）的液体漱口，这种药物可以促进伤口愈合。还可以局部外用麻醉药物止疼，帮助患者进食。

254. 肿瘤患者化疗后出现皮疹、甲沟炎、手脚脱皮、有皮肤破溃怎么办?

多种化疗药物可以导致多处皮肤反应,如使用爱必妥(C225)可以出现甲沟炎,皮肤可能出现皮疹,多发生在前胸、后背及面部,医学上称为丘疹脓疱症状;口服希罗达(卡培他滨)可以出现手脚脱皮、红肿或破溃等现象,医学上称为手足综合征。

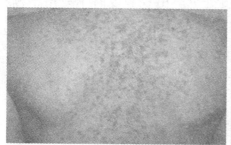

某些化疗药物可以导致多处皮肤反应,如皮疹

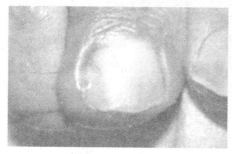

手足综合征:甲沟炎

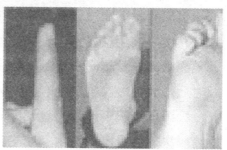

手足综合征:出现手脚脱皮、红肿甚至破溃等

为避免以上症状发生感染,在日常生活中要减少手足部的摩擦,避免接触高温物品,穿合脚的鞋,使用能减震的鞋垫,在家里可以

穿拖鞋，坐着或躺着的时候将手和脚放在较高的位置，避免双手和双脚的摩擦及受压，减少手脚接触热水的次数。可以涂保湿润肤霜，保持皮肤湿润。以上措施都有助于预防感染的发生，使病灶早日痊愈。

另外还要注意不要抓挠皮肤，避免皮肤感染。如果瘙痒厉害可以使用炉甘石洗剂涂抹。洗浴时减少使用洗浴用品，可以使用婴幼儿洗浴用品，以减少对皮肤的刺激，有助于丘疹脓疱症状减轻。避免在阳光下暴晒，外出时应涂抹防晒指数至少为 SPF30 的防晒霜。避免进食辛辣、刺激性食物。

如果出现水泡时要请医务人员处理。出现脱皮时不要用手撕，可以用消毒的剪刀剪去掀起的部分。必要时在医生指导下使用抗真菌或抗生素治疗，也可以在医生指导下口服维生素 B_6。

255. 化疗后拉肚子怎么办？

了解使用的化疗药物中是否有腹泻的不良反应。如果因为化疗药物引起的腹泻症状，要遵照医生的医嘱给予止泻及补液等药物治疗。其次应该注意观察记录排便的次数和性质。要重视腹泻程度和其他症状，如发热或寒战、口渴、脉搏快、眩晕和严重腹痛等症状，及时通知医生，以免发生不良后果。

腹泻次数较多者会持续对皮肤产生刺激，导致局部皮肤破溃。所以每次排便后要用清水和肥皂清洗肛门和骶尾部，并用软毛巾擦干。保持局部皮肤的清洁、干燥。局部还可以涂氧化锌软膏。穿松软的棉质内衣。

饮食要注意进食对胃肠道刺激小的食物。不宜吃粗粮、含油量高的坚果、牛奶及奶制品，喝含酒精或咖啡因的饮料。吃少渣食物，增加大便固形的食物如米饭、馒头、苹果酱、浓缩果汁、温茶及葡萄糖饮料，因为糖可以帮助将钠和水分重吸收到体内。少量多餐，忌生冷食品。

256. 患者在化疗期间还可以上班吗？

随着医学领域的不断发展，肿瘤已渐渐脱离了"谈癌色变"的窘境。如果化疗反应不大，一般情况允许，在化疗间歇期是可以工作的。但也要看患者的工作性质，如果是强体力劳动，最好还是避免，因为化疗间歇期难免还是会出现**骨髓抑制**，这时免疫力是相对低下的，适当的休息与睡眠有利于免疫力的恢复，可以降低感染风险。如果是办公室工作，不会过度劳累，影响不大的，可自己酌情协调好。

257. 是不是化疗的副作用越大疗效越好？

只要化疗，副反应几乎不可避免。不能根据化疗副反应的程度来判断化疗效果；并不是化疗反应越大效果越好，没有化疗副反应就没有效果。化疗成功与否，在很大程度上取决于如何处理疗效与副反应之间的关系。不同的个体对药物的吸收、分布、代谢、排泄可能有差异，要密切观察与监测每个人。这不意味着为了追求疗效就可以无止境的增加剂量，在剂量增加的同时，副作用也在增加，在患者可以耐受的副反应情况下兼顾最适合患者的最大剂量才是保证疗效的最好方法。

258. 化疗后如何评价患者化疗的疗效？

在化疗药物治疗过程中，正确评价药物的有效性是十分关键的问题。化疗前后都会反复做血液学检查和 CT 等来评价化疗疗效，医生总会用肿瘤完全缓解（CR）、肿瘤部分缓解（PR）、肿瘤稳定（SD）、肿瘤进展（PD）这类的医学用语来总结这段时间的治疗效果。实际上对于大多数药物治疗不敏感的肿瘤或晚期肿瘤患者，如果我们一味强调理论上的 CR、PR，是不切实际的。医生治疗肿瘤时不但会看肿瘤大小的变化，更需要考虑到患者的生存质量、生存期的长短。很多晚期肿瘤患者通过综合治疗可以长期"带肿瘤生存"，这样的治疗疗效和实际意义不亚于 CR、PR 的结果。

259. 化疗多长时间可以看出疗效？

不同的肿瘤对化疗的敏感性不一样，有的肿瘤如果对化疗敏感则会很快就看到疗效，如小细胞肺癌、淋巴瘤等。但就大多数肿瘤来讲要评估疗效需要做两个周期后再评价，过早评估疗效很可能会冤枉一些治疗，因为过早还不够看见肿瘤大小出现明显变化，但是也不能等得时间太长，那样如果无效的话也会耽误治疗。

260. 怎么知道化疗药物是否有效？

相信每位患者在化疗前都会做一些检查，这些小检查可起着大作用。从第一次开始使用化疗方案起，大部分方案进行一段时间后会再次做一些辅助检查，比如血清肿瘤标志物、CT 检查等，医生会结合相应症状的减轻程度，综合的评估化疗药物是否有效。

261. 如果化疗效果不好，该怎么办？

化疗效果不好的时候，最好跟主治医生沟通，分析治疗无效的可能原因。对于某种癌症患者来说，即使采用目前最有效的方案，也仍会有一部分患者无效。由于影响化疗疗效的因素很多，因此对某一个特定的患者而言，目前还没有特别有效的方法可提前预知哪些化疗方案对其是有效的，哪些是没有效的，只能通过化疗以后才知道疗效如何。当然，化疗也不是完全盲目的，有经验的医生会根据患者肿瘤的各种特点，选择一个最适合于该患者的化疗方案。万一该方案无效，也会分析治疗失败的原因，提出下一步合适的治疗方法。

262. 如何判断患者对化疗的耐受程度？

化疗过程中可能会出现许多副作用，或者只出现部分，也可能没有任何副作用出现。这些都取决于化疗药物的种类和剂量，以及每个不同机体对化疗药物的反应。副作用持续的时间主要取决于患者身体状况和所采用的化疗方案，正常细胞一般在化疗结束后会自我修复，所以大多数副作用会在化疗结束后缓慢消失，极少的副作用会持续较长时间。在每个化疗方案实施之前，医生和护士都会询问患者很多看似"不相关"的事情，比如说有没有高血压、糖尿病、胃溃疡等基础疾病，有没有抽过烟、喝过酒，有没有食物或者是药物过敏，可不可以爬上三楼，中间需要休息几次，甚至是身高和体重等等，这些问题都可以判断患者当时的体力状况，依此再去选择患者可以耐受的合适方案。每个人耐受的药物剂量都是根据身高、体重算出来的，是不一样的。

（四）新药研发应用

263. 为什么需要新药？

"有病吃药"这是我们常说的一句话，而且"对症下药"病才有可能治好。但是在癌症治疗的过程中，即使是"对症下药"了，病还不一定能治好。因为，癌细胞太狡猾了，它们适应环境的能力非常强，就跟老鼠似的。它们是从人体自身中叛变出来的敌人，会根据我们曾经杀伤它的各种手段来改变自己，使自己不被再次攻击，这也就是医生常说的"耐药"。

新药就是以前没有用过的药，癌细胞还不认识它们。我们要不断研制新药来杀死癌细胞，直到把它们从身体中彻底消灭，我们才得以健康生存。

264. 什么是抗肿瘤新药临床试验研究?

对于任何一个药物，我们都要了解它最重要的安全性和有效性，在临床使用时才有把握。怎么才能了解药物是否安全和有效呢？这就必须要通过药物的临床试验研究。药物的临床研究项目越多，研究结果越丰富，对我们了解这些药物就越有利。这也就是说，每个药品都是经过"考试"合格后才能够进入临床使用的，因此临床试验研究是每个在市场出售的药品必须经过的一关。

抗肿瘤药物都必须要经肿瘤患者的试用。一个全新的抗肿瘤药需要进行 20 项左右的临床前研究，在进入人体临床试验之前，要先在动物体内进行各种药物代谢、毒理方面的研究，然后才能在人体上进行 I～III 期的临床试验。如果临床研究结果证明该药是安全、有效的，它才能走上市场，为其他患者使用。

265. 抗肿瘤新药是怎么研发出来的?

新药的研发需要一个十分复杂的过程，但简单来说可以分成临床前研究和临床研究。临床前研究包括从药物筛选开始到进行各种动物实验，一般要进行药理实验、急性毒性实验、长期毒性实验、

药代动力学实验、致畸实验、致癌实验、过敏实验等，能够在动物体内得到的试验数据都会在实施人体试验前完成。这些动物实验不仅在小动物身上比如小鼠、大鼠身上做，还要在大动物身上做，比如比格犬、恒河猴等。动物实验资料要送到国家食品药品监督管理部门，经过严格的审批后才可能得到进入临床研究的批文。从药物筛选到进入临床研究只有百分之几的成功率，仿制药或改良的药物成功率会高一些，但会受到知识产权方面的限制。

在我国进入临床试验的新药都必须有国家药监部门正式的批文，文件号可以通过正常途径查到，临床实验在与患者签署的知情同意书中一般都要注明这个批文号，以证明这项试验的合法性。一个新药需要进行3个期别（Ⅰ、Ⅱ、Ⅲ期）的多项临床研究，这期间一般需要500位以上的患者参与临床试用。

266. 一个新药的研发需要多长时间？为什么？

由于新药的每项临床研究都需要按照试验方案进行，对需要观察和研究的病种或瘤种有严格的入选标准和排除标准，每位患者必须自愿参加试验，这样在试验进行期间就需要很长的时间才能收集到足够的病例数。Ⅰ期和Ⅱ期临床试验分别需要大约2年，Ⅲ期临床试验也需要2~3年，加上每个期别之间还要得到国家药监部门的审批，在顺利的情况下一般需要7~10年才能完成。如果在新药探索期间不顺利，就需要更长的时间。新药在实验的任何一个阶段都有被淘汰的可能性，所以一个新药的诞生就像一个新生儿的孕育和出生一样，需要经过精心的设计和实施，中间如果有任何问题都可能使它不能面市，惨遭淘汰的命运。

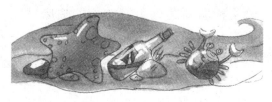

267. 如何能够参加新药临床研究？

大家都知道手机、电脑等产品最先进的型号都在实验室里。抗癌新药也是如此，最新的好药都在临床试验中。因此，参加临床研究可以是一位肿瘤患者，尤其是晚期肿瘤患者的一种有利的选择，对多种治疗失败后的患者，参加临床研究还可能是更有希望的选择。

参与临床研究最重要的是信息，这些信息可以通过在医院就诊时询问医生、留意贴在走廊上的招募广告、向专门开展新药临床研究的部门了解而获得，也可以通过网络找到这些试验。抗癌新药的临床试验都是和治疗相结合的，实验工作者与自愿参加实验者都要根据实验方案的要求进行双向选择。

268. 什么是Ⅰ期临床试验？

Ⅰ期临床试验是检验新药对正常健康人及患者是否有毒性或其他害处的临床试验，包括初步的临床药理学研究、人体安全性评价试验及**药代动力学**试验，为制订给药方案提供依据。人体安全性评价通过耐受性试验来完成，主要目的是初步了解试验药物对人体的安全性情况，观察人体对试验药物的耐受及不良反应。**药代动力学**试验是要了解人体对试验药物的吸收、分布、代谢、消除等情况。

269. 什么是Ⅱ期临床试验？

Ⅱ期临床试验是检验新药是否有效力的临床试验。其目的是初步评价试验药物对目标**适应证**患者的治疗作用和安全性，也包括为Ⅲ期临床试验研究设计和给药剂量方案的确定提供依据。Ⅱ期临床试验大多数会做两组人群对照的试验，即参加试验的人群分为试验药组与对照药组或安慰剂组，两组对照来确定试验药的疗效，但有的Ⅱ期试验也会只设一个试验组，单独看这个药物的疗效，然后把这个疗效与已有的资料进行对比，这样的试验设计所需例数比较少。

270. 什么是Ⅲ期临床试验？

Ⅲ期临床试验是检验新药的最适剂量、用法、安全性及治疗作用的确证阶段。其目的是进一步验证药物对目标**适应证**患者的治疗作用和安全性，评价患者受益与风险的关系，最终为药物注册申请的审查提供充分的依据。

271. 什么是Ⅳ期临床试验？

Ⅳ期临床试验为新药上市后由申请人进行的应用研究阶段。其目的是考察在广泛使用条件下的药物的疗效和不良反应，评价在普通或者特殊人群中使用的患者受益与风险关系等。它是在药品说明书指导下用药的临床研究，用以补充Ⅱ、Ⅲ期临床研究中未观察到的不良反应，尤其是在老年人、肝肾功能较差的患者、心血管疾病的患者等特殊人群用药后可能产生的不良反应，而这些人群在前面的临床研究中都是被排除的。

272. 什么是临床研究中的知情同意？

为了保护受试患者在临床研究中的权益，使他们了解研究药物的性质及试验的过程，我国和国际上都建立了相应的《药物临床试验质量管理规范》，简称GCP规范，要求所有临床研究都必须通过伦理委员会审批，审批的内容包括临床研究方案、知情同意书等。知情同意书是为参加临床研究的受试者（健康志愿者及患者）提供的一份书面文件。参加临床研究之前，研究者（临床医生）会就这份告知书的内容向受试者讲解，其中包括临床研究的内容、背景、新药的作用机制、已经获得的临床研究结果、将要开展的临床研究内容、受试者可能面临的风险、可能得到的受益等，最重要的是受试者必须是自愿参加的，而且随时可以退出，受试者的隐私是得到保护的。受试者或患者可以在医生与他进行知情同意谈话时充分的提问并应当得到答案，患者在自愿的情况下签署知情同意书，同时可以保留这份同意书。签署知情同意书后就意味着参与了临床研究。作为受试患者，如果愿意参与临床研究，就应当积极配合医生（研究者），包括及时向医生通报自己的感受、不适，及时到医院就诊，进行各种检查，在家中服药时要认真记录服药情况，填写患者日志，有时还要定时测量血压等等。这些内容都是临床研究中需要观察的安全性资料，这些对于评价一个药物的安全性和有效性极为重要。一个患者参与临床研究，也就是临床研究的重要成员了，他是整个研究组的观察对象，会得到所有研究者的关心和照顾，因此，配合临床研究工作也是受试者（患者）的义务，受试者（患者）有责任把自己的真实情况告诉医生，以便医生评价，并对他的治疗做出正确的决定。

如果患者的疾病进展了，或者医生认为他已不适合留在研究中，医生会让他终止研究，并且为他提供其他治疗方案，这时受试患者要服从医生的决定。还需要注意：在知情同意书中通常有两个联系方式，一个是研究者的电话，一个是伦理委员会的电话，受试患者有关于研究或医疗方面的问题，可以打电话给研究者，如果有关于受试者权益方面的问题，可以与伦理委员会联系，他将会得到相应的解答。

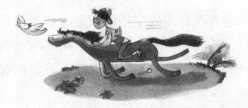

（五）无喉发音

273. 正常发声是如何产生的？

正常发声的产生是在中枢神经系统的控制下，肺部空气通过动力器官（肺）、振动发声器官（喉）、构语共鸣器官的协调作用来实现的。受控制的肺部气流呼出，振动喉部的声带，经咽、腭、颊、舌、唇部等的构语调节，以及鼻腔、鼻窦的共鸣作用，修饰原始的声音，形成具有个性特征的发声。喉和口腔是发声言语的主要器官和部位。

274. 我国每年新增多少无喉者？

喉癌是头颈部恶性肿瘤之一，发病率在我国上海和沈阳为 3/10 万~5/10 万，即每年全国有 5 万~6 万人患喉癌，其中有 40%的患者因病变较晚，需要切除全喉，所以每年新增无喉者 2 万~3 万。喉癌主要发生在 50~65 岁的人群，其中男性明显多于女性。喉癌由于早期可出现声音嘶哑或咽部不舒服的症状，故多数易早期发现，是一种治愈率相对较高的癌症。

275. 喉的主要功能是什么？失去了全喉还能发声讲话吗？

喉是人们进行呼吸、进食和言语交流的器官，但在某些中晚期喉癌、下咽癌及颈段食管癌患者，为了挽救其生命或延长生存期，喉常被迫切除。喉全切除术后，患者将失去言语交流的能力，难以

社交，生存质量会受到严重影响。医务人员经过不懈的努力，目前
已有许多种方法可以帮助无喉者恢复说话的能力，让他们回归社会。

276. 有哪些方法能帮助无喉患者重新发声讲话？

目前已有多种重建语音的方法能帮助无喉者发声讲话。这些方
法归纳起来，大致可分为三大类：第一类是用手术的方法，在气管-
食管之间形成一个通道，并安装一发音装置，亦称发音管；第二类
是借助人工器械，包括人工喉和电子喉；第三类是利用自身的食管
来发声讲话，即食管发音。患者可根据各自不同情况，在医生的帮
助指导下，选择适合于自己的不同途径来获得语音恢复。

277. 什么是发音管？

发音管是利用手术方法使气管和食管之间形成一个通道，并在
此通道放入硅胶发音管。

安装发音管后，讲话时用手堵住气管造瘘口，使呼气所产生的
气流经此通道进入食管或下咽腔，冲击黏膜而发音，再经过舌、腭、
唇、齿等构音器官的协调作用而构成语音。术后说话一般不需特殊
训练，音质音量均可达到近似正常发音的程度。

使用发音管的优点是讲话比较连贯，缺点是需要利用手术方法
才能实现，且发音管老化后其单向阀门作用减弱，即吞咽时发音管
关闭不严，会出现饮水时呛咳，及时更换发音管即可防止**误吸**，通
常 1 年左右需更换。

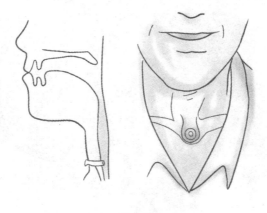

发音管

278. 什么是人工喉（小喇叭）？

人工喉其外形如同小喇叭。主要由三部分组成：① 罩杯：为漏斗状，用以覆盖气管造口，导出呼气；②发声盒：为中间膨大部分，其中有一橡胶薄片被固定在底座上，气流冲击使其振动而发声；③传声管：把声音传入口腔。

279. 人工喉的使用方法和发声原理是什么？

使用人工喉发声讲话时，将传声管放入口腔，用罩杯罩住颈部造瘘口，气流从肺中呼出，通过气管造瘘口进入人工喉的振动室，引起中间橡胶膜振动，发出基本音，声音通过导管进入口腔，经构语器官形成言语。讲话停顿时需将罩杯提起吸气。调节橡胶膜的松紧度和呼气的强度可以改变说话的音调、强度等。

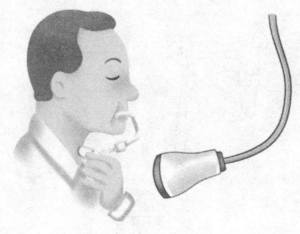

气动式人工喉

280. 人工喉的优缺点有哪些?

人工喉的优点是经济简便,其制造材料为塑胶成分,故轻巧、便于携带。在专人指导下,一般能较快掌握此发声方法,多数患者在专人指导下,当时即可发音,半小时即能讲简单句子,练习2~3日可进行交流会话。缺点是使用时需用一只手操作;声音与正常人有较大差异,如同小喇叭;导音管有气雾形成时可改变音质,需经常清洗。

281. 如何使用电子喉发声讲话?

电子喉的外形如圆柱状,内置电源及振动装置,由晶体管或集成块组成声频振荡发声器,发出一定可调频脉冲波,通过功率振荡发生器,达到一定功率强度,撞击发声膜,使电能转换成声能,发出声音。讲话时,患者需要用一只手握住电子喉,将电子喉振动膜片放置在同侧颈部下颌骨下方，用大拇指启动开关，同时发声吐字，使发出的声音于颈部导入传至下咽，通过口腔构语器官形成言语。

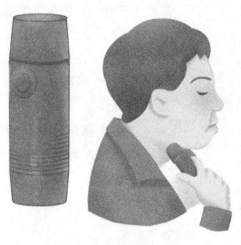

电子喉

282. 电子喉的优缺点有哪些？

喉全切除术后 4 周左右即可配电子喉，一般在专人指导下经 1~2 个小时，能初步掌握发音方法，经过 1~2 个月，就能完全掌握。电子喉使用方便，容易掌握，广东、香港等地区应用较多。但说话时需用手把持，有些不便，且声音与正常人区别较大，如同机器人讲话。

283. 什么是食管发音？

食管发音为不需借助工具或手术而恢复发音的方法。其机制是：吸入一定量的空气进入食管，然后将空气迅速排出，经过咽

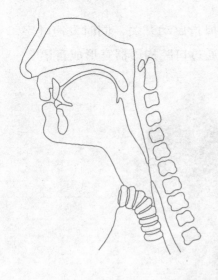

部与食管连接处，引起该部肌肉收缩，振动黏膜发出声音，这种声音为食管基本音。然后配合构语和共鸣器官的协调作用，就形成了食管语。食管发声法要经过一段时间的训练，才能逐渐掌握运用自如。最快者几天即可掌握要领，简单与人交流。一般通过2~3周训练，绝大多数都能掌握。食管发声成功率在90%左右，有的可达到相当理想的程度。

284. 如何学会食管发音？

在我们日常生活中都有过喝了汽水会打嗝的经历，这种声音就是从食管中发出来的。食管发音就是根据这个原理发展而成的。食管发音讲话时需要连续的发出声音，所以必须要经过一定的锻炼。

学习食管发音，开始时一般先学习将空气吸入食管中，然后迅速将吸入的气体排出，发出打嗝的声音，这种方法称吸气法，有些患者，稍经训练即能运用，但也有些患者不能掌握，而是将空气和唾液一并吞咽；有的则借助快速饮水的方法，将空气同时咽下，此法被称之为吞咽法；亦有的先喝一杯汽水或其他碳酸饮料，使胃内产生气体，学会随意贮气后，再练习如何发声，即学会有控制地徐徐放出空气，以振动所谓的"代声带"。当打嗝能随意控制后，即可学习先发原音、辅音及数字音，尽量将声音拖长，由说一个数字到说两个数字，再过渡到说地名，最后学说短句和练习说话。

285. 食管发音适合哪些患者？

对于全喉切除术后的患者，以及因颈段食管癌、下咽癌切除了全食管、全喉，利用胃、结肠或空肠代食管的患者都可以采用食管发音方法恢复语言功能。

286. 食管发音有哪些优点？

音色较好，接近人喉发出的声音，没有电子喉、人工喉不太悦耳的声音；不需要任何器械，工具，张口就能说话，所以十分方便，一劳永逸。缺点是练习时间相对较长，一般需要 3~4 周的训练；另外声时较短，也就是一口气讲话的时间较短，说话不太连贯，听起来有些断断续续。

287. 手术后多长时间开始练习食管发声比较合适？

全喉切除术后患者，如果有条件，在术前先了解一下全喉切除术后发声重建都有哪些方法，了解食管发声的原理，学会发基本音。在术后 1~2 个月，颈部伤口及身体基本恢复，生活能自理后，即可开始食管发声训练，也可根据个人情况而定。

（六）癌痛治疗

288. 如何向医生描述患者的疼痛？

首先应该向医生准确描述疼痛的部位：哪里感到疼痛？哪里疼痛最明显？是否伴随其他部位的疼痛？疼痛部位是否游移不定？其

次是疼痛发作的特点：是持续痛还是间歇痛？什么因素可使疼痛加剧或缓解？一天中什么时间感到最痛？如果是间歇疼痛多长时间发作一次？最后描述患者感受的疼痛程度：是轻度、中度、重度还是严重痛？

特别要注意的是，对疼痛程度的诊断应该是依据患者自述的感觉，而不是医生认为"应该是怎样的程度"。正确地描述疼痛可以帮助医生进行有效地治疗。

289. 癌症患者感到疼痛的原因有哪些？

癌症患者感到疼痛的原因主要有 3 大类：①癌症本身的原因：最常见的原因是骨转移、肿瘤压迫神经或侵犯神经，其次是由于肿瘤生长过快或肿瘤过大导致患者感到某部位胀痛；②继发于肿瘤的相关因素，如肿瘤伴有感染、肿瘤导致肠道或其他管道系统梗阻、肿瘤破裂出血等；③诊治癌症过程中产生的疼痛，如手术、放疗、化疗、穿刺**活检**、骨髓穿刺、内镜检查等。

290. 疼痛的伴随症状有哪些？

了解疼痛的伴随症状有助于患者及家属正确认识疼痛给患者带来的危害，及时正确治疗疼痛。通常疼痛的伴随症状有以下 3 个方面：

（1）生理性症状：严重疼痛会导致患者出现恶心、呕吐、心慌、头昏、四肢发冷、出冷汗、血压下降甚至休克等症状。慢性疼痛会引起患者失眠、便秘、食欲不振、**肢体活动受限**等。

（2）心理变化：顽固性及恶性疼痛会使患者感到忧郁恐惧、焦躁不安、易怒、绝望等。

（3）行为异常：多见于慢性疼痛的患者。患者不停地叙说疼痛的体验及对其的影响如何如何；不断抚摸疼痛部位，甚至以暴力捶打；坐卧不安、尖叫呻吟、伤人、毁物。

291. 癌痛如何治疗？具体方法有哪些？

在积极根治癌症的同时不应忽视对伴发疼痛的控制，尤其在癌症已不能根治，疼痛已成为主要病痛时，更应积极治疗癌痛，减轻患者痛苦，维护癌症患者的人格尊严及改善癌症患者的生活质量。

癌痛治疗方法可分为两大类：一为抗癌治疗，消除产生疼痛的病理生理机制；二为针对疼痛进行治疗，改变疼痛的感受。对于癌症及伴发的疼痛应尽量以手术、放疗和化疗等抗癌方法，去除肿瘤，消除疼痛。

具体镇痛方法有：

（1）放射疗法：对骨转移止痛效果好。

（2）化学疗法：通过减少肿瘤体积达到止痛。

（3）手术治疗：切除肿瘤，去除病因，疼痛自然消失。

（4）药物疗法：对于癌痛，世界卫生组织推荐了三阶梯止痛法，即先用非吗啡类镇痛药，如不能止痛，再用弱吗啡类镇痛药，最后上升至强吗啡镇痛药。

（5）神经破坏术：用无水酒精或酚甘油将神经杀死，达到永久止痛，一般用于止痛药均无效的癌痛。

（6）PCA：即患者自控镇痛，目前国内外较流行，通过将导管置于静脉血管、硬膜外腔、皮下等部位，将止痛药按照患者自己的需要自我控制将药物泵入体内以达到止痛效果。

通过以上方法，绝大多数癌痛患者均能缓解或去除疼痛，大大提高了患者生存期的生活质量。选择具体镇痛方法时应积极考虑以下事项：①是否遗留后遗症；②副作用；③创伤小；④方法是否简单；⑤能否长期止痛；⑥能否恢复患者的日常生活；⑦对复发性疼痛是否有效。当然目前尚无十分理想的镇痛方法，因此需要选择适合每位患者的镇痛方法综合治疗，并应配以来自热情的同事和家庭的关怀和鼓励，使患者增强战胜疼痛的信心。

292. 世界卫生组织推荐的治疗癌痛三阶梯止痛方案是什么？

为了使提高癌症患者的生活质量，到达持续镇痛的效果，使癌痛患者夜间能够睡觉，白天休息、活动、工作时无痛，世界卫生组织推荐采用三阶梯止痛方案，其具体分类如下：

第一阶梯：应用非阿片类药物止痛，加用或不加用辅助药物。

第二阶梯：如果疼痛持续或加剧，在应用非阿片类镇痛药基础上加用**弱阿片类药物**和辅助药物。

第三阶梯：强阿片类药物与非阿片类镇痛药及辅助药物合用，直到患者获得完全镇痛。

如果疼痛仍然持续，应进行神经破坏或介入治疗等有创性治疗。尽量维持无创性给药途径，这种途径简单、方便、安全、费用低。

293. 什么是非阿片类镇痛药？

非阿片类镇痛药是指止痛作用不是通过激动体内阿片受体而产生的镇痛药物。按作用机制主要分为以下两类：

（1）非甾体类抗炎镇痛药：具有解热镇痛且多数兼具消炎、抗风湿、**抗血小板聚集**作用的药物。主要用于治疗炎症、发热和疼痛。如吲哚美辛、对乙酰氨基酚、芬必得（布洛芬）、萘普生、奇诺力

（舒林酸）、西乐葆等。

（2）非阿片类中枢性镇痛药：作用于中枢神经系统，影响痛觉传递而产生镇痛作用。如曲马多、氟吡汀。

294. 什么是阿片类镇痛药？

阿片类镇痛药是作用于中枢神经系统，激动或部分激动体内阿片受体，选择性减轻或缓解疼痛，对其他感觉无明显影响，并能保持清醒的一类止痛药物。镇痛作用强，还可消除因疼痛引起的情绪反应。阿片类镇痛药按药物来源可分为以下 3 类：

（1）天然的阿片生物碱，如吗啡、可待因。

（2）半合成的衍生物，如双氢可待因。

（3）合成的麻醉性镇痛药，如哌替啶（即杜冷丁）、**芬太尼族**、美沙酮等。

295. 按三阶梯止痛方案常用的镇痛药都有哪些？

很多患者不知道自己服用的药物属于哪一个阶梯，按三阶梯止痛方案常用的镇痛药有：

第一阶梯：轻度镇痛药，以非甾体类药物为主。常用的有阿司匹林、意施丁（消炎痛控释片）、泰诺林（对乙酰氨基酚为主）、百服宁（对乙酰氨基酚为主）、必理通（对乙酰氨基酚）、散利痛（对乙酰氨基酚+咖啡因等）、芬必得（布洛芬）、扶他林（双氯芬酸钠）、凯扶兰（双氯芬酸钾）、奥湿克（双氯芬酸钠+米索前列醇）、奇诺力（舒林酸）、美洛昔康（莫比可）、萘普生、西乐葆等。

第二阶梯：中度镇痛药，**以弱阿片类药物**为主。常用的有奇曼丁（盐酸曲马多缓释片）、泰勒宁（氨酚羟考酮）、路盖克（可待因

+对乙酰氨基酚）、氨酚待因（可待因+对乙酰氨基酚）、双克因（酒石酸二氢可待因控释片）、泰诺因（可待因+对乙酰氨基酚）、盐酸丁丙诺啡舌下片、强痛定针剂等。

第三阶梯：重度镇痛药，**强阿片类药物**。常用的有美施康定（硫酸吗啡控释片）、奥施康定（盐酸羟考酮控释片）、多瑞吉（芬太尼透皮贴剂）、盐酸吗啡片剂及针剂、盐酸哌替啶（杜冷丁）片剂及针剂等。

296. 三阶梯止痛方案的基本原则是什么？

三阶梯止痛方案的基本原则为：按阶梯用药，无创用药，按时用药，用药个体化，注意具体细节。

按阶梯用药：①根据疼痛程度给予相应阶梯的药物，如果患者就诊时已经是重度疼痛，就应该直接使用重度镇痛药，无需从第一阶梯开始；②在使用第一或第二阶梯药物时，其镇痛作用都有一个最高极限（天花板效应），因此，在正规使用第一、第二阶梯药物后，如果疼痛不能控制，不应再加量、换用、联用同一阶梯的镇痛药物，应选择更高阶梯的镇痛药物；③第三阶梯代表药物为吗啡，此阶梯药物没有"天花板效应"，如果常规剂量控制疼痛效果不佳可以逐渐增加吗啡剂量，直至完全控制疼痛。

无创用药：在可能的情况下尽量选择口服、透皮贴剂等无创方式给药，这种用药方式简单、经济、方便、易于被患者接受，并且不易产生成瘾性及药物依赖性。

按时用药：按规定时间间隔给药，不论患者当时是否有疼痛发作，而不是等到患者痛时才给药，这样可保证达到持续镇痛的效果。

用药个体化：不同的患者对麻醉性镇痛药的敏感度存在个体差异，而且差异度可能很大，同一个患者在癌症的不同病程阶段疼痛程度也在发生变化，所以阿片类药物没有标准用量，要时刻根据患者的疼痛缓解状况增、减用药剂量，凡是能够使疼痛控制的剂量就是正确的剂量。

注意具体细节：患者服用镇痛药时要注意监护，密切观察患者有什么反应，目的是能够获得最佳镇痛效果，而把副作用减到最小。

297. 什么是药物的耐药性？镇痛药也能产生耐药性吗？

耐药性又称抗药性，系指微生物、寄生虫或肿瘤细胞与药物多次接触后，对药物的敏感性下降甚至消失，致使药物对耐药微生物、寄生虫或肿瘤细胞的疗效降低或无效。镇痛药反复使用后也会产生耐药性，其结果会导致镇痛作用下降，作用时间缩短，有些需要逐渐增加剂量才能维持镇痛效果。

298. 什么是药物的依赖性？镇痛药会产生依赖性吗？

药物的依赖性俗称药瘾或瘾癖，它分为精神依赖和躯体依赖两种。

精神依赖或称心理依赖，也就是大家通常所说的成瘾性，是指患者对某种药物的特别渴求，服用后在心理上有特殊的满足感。镇痛药物容易产生成瘾性，阿片类药物成瘾的特征是持续地、不择手段地渴求使用阿片类药物，主动觅药，目的不是为了镇痛，而是为了达到"欣快感"，这种对药物的渴求行为会导致药物的滥用。对精神依赖的过于担心是导致医生和患者未能合理使用阿片类药物的重要原因。大量国内、外临床实践表明阿片类药物用于癌症患者镇痛，成瘾者极其罕见。

躯体依赖是指重复多次的给同一种药物，使患者中枢神经系统发生了某种生理或生化方面的变化，致使其对某种药物成瘾，也就是说需要某种药物持续存在于体内，否则药瘾大发，产生戒断症状。阿片类药物成瘾表现为用药一段时间后，突然停用阿片类药物出现的流涕、流泪、打哈欠、出汗、腹泻、失眠及焦虑烦躁等一系列不舒服的戒断症状。戒断症状很容易通过逐渐减少用药剂量来避免。

　　耐药性和药物依赖性是阿片类药物的正常药理学现象，癌痛患者通常使用的是阿片类药物的控释或缓释剂型，极少发生精神（心理）依赖。癌痛患者如发生药物依赖并不妨碍医生有效地使用此类药物。

299. 长期用阿片类镇痛药会成瘾吗?

　　对阿片类药物成瘾的恐惧是影响患者治疗疼痛的主要障碍。世界卫生组织对癌痛患者使用镇痛药已经不再使用成瘾性这一术语，替代的术语是药物依赖性。镇痛药躯体依赖性不等于成瘾性，而精神依赖性才是人们常说的成瘾性。躯体依赖性常发生于癌痛治疗过程中，表现为长期用阿片类药物后对药物产生一定的躯体依赖性，突然中断用药会出现流涕、流泪、打哈欠、出汗、腹泻、失眠及焦虑烦躁等不舒服的症状（戒断症状）。癌痛患者因疼痛治疗的需要对阿片类药物产生耐药性（需要适时增加剂量才能达到原来的疗效）及躯体依赖性是正常的，并非意味已"成瘾"，不影响患者继续安全使用阿片类镇痛药。在医生的指导下，采用阿片类药物控释、**缓释制剂**，口服或**透皮给药**，按时用药等规范化用药方法，可以保证理想的镇痛效果。

300. 癌痛患者应该在什么时候开始止痛治疗？

目前主张，癌症患者一旦出现疼痛就应及早开始止痛治疗，而不必让患者忍受疼痛的折磨。疼痛会影响患者的生活质量，使患者无法正常睡眠、工作、娱乐等，一部分患者还会出现抑郁、焦虑、消沉等心理障碍。早期的癌痛在疾病未恶化时，及时、按时用药比较容易控制，所需镇痛药强度和剂量也最低，还可避免因治疗不及时而最终发展成难治性疼痛。

301. 非阿片类药吃了不管用，多吃点就行了吗？

许多患者及家属认为非阿片类药物比阿片类药物安全，可以多吃，并因惧怕阿片类药物成瘾，想尽量避免使用强阿片类药物。其实这种想法和做法都不对。非阿片类镇痛药止痛效果并不是与用量成正比，当达到一定剂量水平时，增加用药剂量并不能增加镇痛效果，而且药物的不良反应将明显增加，也就是通常所说的天花板效应。阿片类药物如果在医生指导下正确个体化用药，防治药物的不良反应，长期用药对肝脏及肾脏等重要器官无毒性作用。与之相比，非阿片类镇痛药长期用药或大剂量用药发生器官毒性反应的危险性明显高于阿片类镇痛药。非甾体类抗炎药是非阿片类药中的一种，其在用药初期大多无明显不良反应，但长期用药，尤其是长期大剂量用药则可能出现消化道溃疡、血小板功能障碍及**肾毒性**等不良反应。大剂量对乙酰氨基酚可引起肝脏毒性。因此，如果正确使用，一般阿片类镇痛药比非阿片类药更安全。

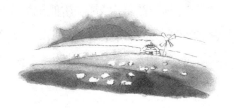

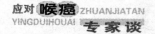

302. 阿片类药物是治疗癌痛的首选吗？

阿片类药物是最古老的止痛药，也是迄今为止最有效的止痛药。世界卫生组织提出："尽管癌痛的药物治疗及非药物治疗方法多种多样，但是在所有止痛治疗方法中，阿片类止痛药是癌痛治疗中必不可少的药物。对于中度及重度的癌痛患者，阿片类止痛药具有无可取代的地位"。在癌痛治疗中之所以对阿片类镇痛药的作用有如此高的评价是缘于这类药物有以下 3 大特点：

（1）止痛作用强：阿片类药物的止痛作用明显超过其他非阿片类止痛药。

（2）长期用药无器官毒性作用：阿片类药物本身对胃肠、肝、肾器官无毒性作用。

（3）无天花板效应：因肿瘤进展而使患者癌痛加重时，或用阿片类药止痛未达到理想效果时，可通过增加阿片类药物的剂量提高止痛治疗效果，其用药量无最高限制性剂量。

303. 阿片类药物的毒副反应有哪些？出现后应立即停药吗？

阿片类药物常见的毒副反应主要为便秘（发生率 90%）和恶心、呕吐（发生率 30%），其他包括眩晕（发生率 6%）、尿潴留（发生率 5%）、皮肤瘙痒（发生率 1%）、嗜睡及过度镇静（少见）、躯体和精神依赖（少见）、阿片过量和中毒（少见）、精神错乱及中枢神经毒副反应（罕见）。除便秘以外，其他的毒副反应一般出现在用药初期，数日后患者都会逐渐耐受或毒副反应自行消失。出现便秘者可采用对症治疗，不影响患者继续用药。在医生正确指导下用药，其他少见和罕见的毒副反应可减少或避免发生。所以患者不必担心因阿片类药物发生严重毒副反应而停药。

304. 因为害怕增加阿片类药的剂量，疼痛就忍着吗？

有些患者因害怕药物成瘾而不敢增加阿片类药物剂量，造成用药剂量不足，这样会导致镇痛不足，长期的疼痛刺激将使疼痛进一步加重，形成神经病理性疼痛等难治性疼痛，形成恶性循环。对于癌症患者，疼痛治疗的主要目的应该是根据患者具体情况合理、有计划地综合应用有效镇痛治疗手段，最大限度缓解癌痛症状，持续、有效地消除或减轻疼痛，降低药物的毒副反应，最大限度地提高患者的生活质量。理想的镇痛治疗应该能使患者无痛休息和无痛活动，消除疼痛是患者的基本权利，所以每个癌痛患者都不应该忍受不必要的疼痛，要相信疼痛是可以控制的，要在医生的指导下最大限度地缓解自己的疼痛。

305. 一旦使用阿片类药就不能停止，需要终身用药吗？

一些服用了阿片类镇痛药的癌痛患者接受化疗、放疗、手术治疗或其他抗肿瘤治疗后，肿瘤得到了控制，疼痛明显减轻，这些患者想知道镇痛药是否可以停止服用，答案是只要疼痛得到满意控制，可以随时安全停用阿片类镇痛药。吗啡日用药剂量在 30~60mg 时，突然停药一般不会发生不良反应。长期大剂量用药者，突然停药可能会出现戒断综合征。所以长期大剂量用药的患者应在医生指导下逐渐减量停药。

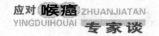
306. 长期服用阿片类药物的患者有最大剂量的限制吗？

阿片类药物是目前发现镇痛作用最强的药物，并且没有"天花板效应"，镇痛作用随剂量的增加而增强，因此，并不存在所谓最大或最佳剂量。对个体患者而言，最佳剂量是产生最有效的镇痛作用和可耐受的毒副反应的剂量。所以，只要止痛治疗需要，都可以使用最大耐受剂量的阿片类镇痛药，以达到理想缓解疼痛的效果。

307. 两个长效阿片类药物能否联合使用？

首先要告诉患者这是不规范用药，没有任何一个权威《癌痛诊治指南》中推荐这样用药。其次，也没有必要这样做，在医生指导下可以通过增加单一阿片类药物的剂量来实现良好的镇痛效果。此外，还要告诉患者合用长效阿片类药物是有害的，两种长效类阿片药物作用机制相似，药理作用叠加，毒副反应发生的种类有可能会增加，机率会增大，用药剂量不容易掌控，容易过量，一旦过量，出现的毒副反应难以处理。

308. 口服阿片类控释片控制疼痛趋于稳定，但有时会出现突发性疼痛怎么办？

突发性疼痛也叫爆发痛是指在持续、恰当控制慢性疼痛已经相对稳定基础上突发的剧痛。突发性癌痛常常被患者报告为无规律性、散在发生、急性发作、持续时间短、瞬间疼痛加剧、强度为中到重度的疼痛，可以超出患者已控制的慢性癌痛水平。爆发痛可以是与原发性疼痛一致或者感觉完全不同的阵发性疼痛。爆发性癌痛可以因不同诱发因素（与肿瘤相关、与治疗相关、伴随的其他疾病）而发作，病理生理机制也可能不同（伤害性疼痛、神经源性疼痛、复合性疼痛）。爆发痛可以干扰患者的情绪、日常生活（睡眠、社会活动、生活享受等），对疼痛的总体治疗产生了负面影响。所以，及时治疗爆发性癌痛非常有必要。患者要告诉医生存在爆发性疼痛而不要因为爆发痛的持续时间短而忍受疼痛。目前，治疗爆发性癌痛的主要方法为在医生的指导下使用合适补救剂量即控释或速释型阿片类药物，并根据爆发痛的原因合理应用辅助药物等。

309. 哌替啶（杜冷丁）是最安全有效地镇痛药？

经常有一些患者会对医生说："我疼得很厉害，吃药没用，我要打杜冷丁。"这种观点是错误的，目前，世界卫生组织已不再推荐使用哌替啶（即杜冷丁）作为癌痛患者的镇痛药物。哌替啶的镇痛作用强度仅为吗啡的 1/10，在体内的代谢产物具有潜在**神经毒性**及**肾毒性**。此外，因哌替啶口服吸收利用率差，多采用肌内注射给药，肌内注射使患者注射局部产生硬结和新的疼痛感，不宜用于慢性癌痛的治疗。

310. 癌痛患者在接受其他抗肿瘤治疗的同时可以使用镇痛药吗？

许多癌症患者在进行化疗、放疗、手术治疗或其他抗肿瘤治疗的过程中出现疼痛，这些患者通常会担心镇痛药会影响抗肿瘤治疗的效果而尽量忍受疼痛。目前的研究显示镇痛药对其他抗肿瘤药没有不良影响，良好的镇痛可以有助于患者顺利完成其他抗肿瘤治疗。

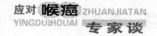

311. 因特殊原因导致的癌痛怎么办？

有些晚期癌症患者会因肿瘤进一步恶化而出现脑转移、骨转移、硬膜外脊髓压迫症、肠梗阻、感染性疼痛等病变，这些患者在镇痛治疗的同时还应针对原发病变对因或对症治疗。

312. 癌痛患者如果合并有神经病理性疼痛怎么办？

神经病理性痛是由于神经系统损伤或者受到肿瘤压迫或浸润所致的一种难治性疼痛。患者在服用阿片类镇痛药的同时应根据疼痛的不同表现联合应用其他辅助药物。表现为烧灼样疼痛的患者应加服三环类抗抑郁药，如阿米替林、多虑平等。表现为电击样疼痛的患者应加服抗惊厥药，如加巴喷丁、卡马西平等。

313. 治疗癌痛除口服镇痛药外，还有哪些方法？

癌痛的原因多样，性质复杂，所以癌痛的综合治疗也显得很重要。目前，癌痛治疗中应用的方法很多，除口服镇痛药治疗外，还有放射治疗、化学治疗、放射性同位素治疗、神经阻滞、脊髓刺激、射频消融、中医中药辅助治疗及心理治疗等方法。

314. 怎么样使用多瑞吉止痛贴（芬太尼透皮贴剂）？

患者是否可以使用多瑞吉止痛贴应遵循医生医嘱。

多瑞吉止痛贴使用时应该贴在躯干或上臂平整的无皱褶部位。最好是无毛发或毛发较少、不容易出汗的部位。贴之前要清洗使用的部位，使用清水清洗，不要使用肥皂、沐浴乳等刺激皮肤的清洁用品，因碱性清洁剂可以改变多瑞吉止痛贴的特性。需要贴止痛贴的部位要干燥、没有破溃的皮肤。

多瑞吉止痛贴打开包装后应该马上使用。贴好后用手掌按压30秒钟，保证止痛贴的药物与皮肤完全接触，特别是边缘要贴实，避免有卷边出现而影响药物的使用。一贴可以持续贴72小时。更换新的止痛贴时需要更换所贴的部位，72小时后可以重复使用以前贴过的部位。

315. 对癌痛患者进行心理治疗有什么意义？

癌痛的顽固和持续存在，使之比其他任何症状更易引起患者的心理和精神障碍，抑郁、焦虑等不良情绪能明显地加重疼痛的感知和体验，所以在控制癌痛的同时引入心理和精神治疗越来越受到人们的关注。心理治疗是通过宣传教育，医生、患者、家属间的交流，让患者获得有关知识；采用转移注意力、放松训练、精神治疗等方法引导患者正确看待身体的感觉和现实，纠正错误认识，改善或重建对现实问题的看法和认识，改变身体对疼痛的反应，增强患者的治疗信心。心理治疗对有效地控制癌痛起到了很好地辅助作用。

（七）输血相关问题

316. 血型检测常见结果包括哪些？

自从 Landsteiner 于 1900 年发现 ABO 血型后，至今已命名了 30 多种红细胞血型系统，发现了 300 多个血型抗原。目前与人类输血关系最为密切的是 ABO 和 Rh 2 个血型系统。通常所说的血型检测是指 ABO 血型检测，在人群中分布有 4 种，分别是 A 型、B 型、O 型和 AB 型。有数据显示我国汉族人群 4 种血型频率分别为 20%~30%、20%~38%、30%~40%、6%~12%。Rh 系统中最为重要的是 D 抗原，RhD 血型分阴性和阳性两种，另外，Rh 系统的 C、c、E、e 抗原也与输血密切相关，如果抗体阳性的患者输入有相应抗原的红细胞则可能引发溶血性输血反应。

317. 肿瘤患者何时需要输注血小板？

肿瘤患者由于自身体质的变化以及化疗、放疗等影响，容易发生血小板数量的减少，输注血小板是重要的支持治疗，尤其是造血功能差的患者，往往需多次输注以维持体内血小板的数量。虽然在身体有明显的出血之前预防性输注血小板已很普遍，但至今仍无权威的研究表明预防性输注就一定比有了出血症状后再输（治疗性输注）效果好。我国《临床输血技术规范》建议手术及创伤的患者输注血小板阈值为 $50\times10^9/L$，血小板在（50~100）$\times10^9/L$ 之间者，应根据是否有自发性出血或伤口渗血决定；对于内科患者，如血小板 $>50\times10^9/L$，一般不需输注，（10~50）$\times10^9/L$ 之间的患者根据临床出血情况决定，如血小板 $<5\times10^9/L$，则应立即输注血小板以防止出血。

英国血液学标准委员会发布的血小板输注指南中建议腰椎穿刺、硬膜外麻醉、组织活检、开腹手术或相似的操作，血小板应提高至 $50\times10^9/L$ 以上；对于慢性稳定型血小板减少症，血小板可持续低于 $10\times10^9/L$ 而不发生严重出血，为避免血小板输血无效以及其他并发症，这类患者不推荐长期预防性输注血小板。肿瘤患者如没有败血症、凝血异常等情况则大多属于此类。

318. 肿瘤患者何时需要输注新鲜冷冻血浆？

新鲜冰冻血浆的主要作用为补充凝血因子，同时可扩充血容量。我国《临床输血技术规范》规定其主要适用凝血因子缺乏或大面积创伤、烧伤的患者。肿瘤患者如有上述情况则建议输注。

319. 肿瘤患者输血有哪些风险？

目前，我国各级医疗机构为患者提供的血液已由供血机构按国家规定采用合格试剂进行了严格的检测，但受当前科技水平的限制，仍难以避免输血所致的各种传播性疾病和不良反应，输血治疗存在一定风险，主要包括以下情况：①溶血反应；②非溶血性发热反应；③**过敏反应**；④感染病毒性肝炎、艾滋病、梅毒等；⑤感染巨细胞病毒、EB 病毒、疟疾等；⑥输血相关移植物抗宿主病；⑦输血相关急性肺损伤；⑧循环负荷过重；⑨血液输注无效等。另外，肿瘤患者输注红细胞可能对机体的免疫系统产生一定抑制，从而加速肿瘤的复发与转移。

320. 出现输血不良反应怎么办？

由于输血不良反应的多样性，其处理方式和手段也不相同。在输血开始后的 15 分钟内，医护人员应密切观察患者，确保输血安全。输血不良反应中对患者威胁最大的是急性溶血反应，抢救不及时常导致患者迅速死亡。一旦出现急性溶血反应的征兆（高热、寒战、心跳加快、腰背疼痛、呼吸困难、酱油色尿等），应立刻停止输血，封存血袋，通知输血科复查患者和供血者血型，复查交叉配血结果；临床医生应在第一时间采取抢救措施，包括维持静脉通路、扩容，保持呼吸道通畅、给氧，循环支持，利尿，激素治疗等措施。

输血不良反应中最为常见的是**过敏反应**和非溶血性发热反应，程度较轻者在停止输血后常可自行恢复，较重者需药物治疗，如退热药、抗过敏药，极少数严重者（如过敏性休克）需抢救、抗休克治疗。

输血相关的传播性疾病往往是大家最关心的输血风险问题。解决的关键在于预防，一方面供血机构需不断提高检测水平，缩短艾滋病、乙肝等的检测窗口期；另一方面临床医生应严格把握输血指征，减少不必要的输注，降低感染风险。

321. 肿瘤患者输血会促进肿瘤的复发吗？

会的，自 1982 年 Burrows 等首先报告结直肠癌围术期接受异体血输注的患者 5 年生存率明显低于未输血患者以来，至今已有大量的研究表明输血会促进肿瘤复发，降低肿瘤患者的长期生存率。围术期输血可以抑制患者的特异性和非特异性免疫，导致肿瘤细胞发生免疫逃逸，增加肿瘤术后的复发率。输血引起免疫抑制的确切机制较为复杂，目前还有待进一步研究。可能与单核-巨噬细胞减少，T 淋巴细胞及其他亚群的改变，细胞因子的作用以及白细胞碎片和血浆产物所致的免疫功能抑制有关。因此，肿瘤患者的输血决定需要在充分的权衡利弊后做出，在技术条件成熟的医院，对于未发生转移的早期肿瘤患者，如患者身体情况允许，可首先考虑自身输血。

322. 什么是自身输血？

自身输血是相对于异体输血而言的，即患者接受的血液来自于自己的身体。自身输血有 3 种方式：①贮存式自身输血指术前一定时间采集患者自身的血液进行保存，在手术期间输给患者；②急性等容性血液稀释一般是在麻醉后，手术主要步骤开始前，抽取患者一定量自身血液在室温下保存备用，同时输入替代液（如盐水）使血液适度稀释，使手术中血液的有形成分丢失减少，然后根据术中失血情况将自身血液回输到患者体内；③回收式自身输血指用血液回收装置，将患者体腔积血、手术失血及术后引流血液进行回收、抗凝、滤过、洗涤等处理，然后回输给患者；血液回收必须采用合格的设备，回收处理的血液必须达到一定的质量标准。

323. 哪些患者适合自身输血？

并不是所有的患者都适合自身输血，自身输血有其**适应证**：①只要患者身体一般情况好，无心脑血管疾病，血红蛋白>110g/L或红细胞压积>0.33，行择期手术，本人签字同意后都可进行贮存式自身输血或者急性等容性血液稀释，但后者必须在术中密切监测血压、脉搏、血氧饱和度、红细胞压积和尿量的变化；②回收式自身输血要求较为严格，以下情况不能进行血液回收：血液流出血管外超过6小时；怀疑流出的血液被细菌、粪便、羊水或消毒液污染；怀疑流出的血液含有癌细胞；流出的血液严重溶血。

324. 如何评价血液输注后的效果？

临床医生在患者接受血液输注后应及时地进行疗效评价。主要从临床症状的改善和实验室检查两方面进行。①患者在红细胞输注有效后可能会出现精神好转，皮肤色泽恢复以及呼吸改善，但血常规检测是最为客观的指标，血红蛋白和红细胞压积数值的迅速提升是红细胞输注有效的有力证据；②血浆输注有效表现为出血的减少，容量的恢复，但**凝血功能**检查结果好转为更客观的指标；③血小板输注有效表现为出血点和出血部位的减少，止血效果的改善。

325. 输亲属的血最安全吗？

一般情况下，不提倡输注亲属血液，因为输注亲属血液发生移植物抗宿主反应的机率远高于输注非亲属血液，因此输亲属血并不是最安全的。如果在某些情况下，必须输注亲属血液时，建议亲属血液经辐照处理后输注。

（八）中医治疗

326. 中医治疗有哪些作用？

中医治疗喉癌的作用主要是减轻放、化疗的副作用，减少患者的痛苦。中医根据不同病期、不同体质、不同证型等情况给予个体化治疗，通过调节机体免疫力，使术后患者的免疫系统功能得到恢复、增强，与化疗有协同增效和减毒作用，特别对化疗引起的消化道反应、造血功能抑制等有缓解作用，使化疗有较好的效果。同时中医能有效地使喉癌患者疼痛减轻，促进身体恢复健康，帮助改善生存质量。

327. 中药有抗癌药物吗？

中医治疗肿瘤的常用药物种类繁多，包括扶正固本、清热凉血、理气解郁、化痰散结、活血化瘀和以毒攻毒等种类。按照中医传统理论和中药学知识来分析，并没有所谓的专门"抗癌"中药。随着现代中药药理学研究不断深入，逐渐发现一些中药（或者中药单体成分）对癌细胞具有一定的杀伤和抑制作用，也就相应的出现了抗癌中药的说法。这类具有抗癌作用的药物，往往被多数人直观的理解为具有杀伤癌细胞作用的中药，甚至被拿来与化疗药物类比，这种观点并不准确。大家平时所说的抗癌中药，主要是狭义上的抗癌中药，专指以毒攻毒类药物。其实，具有抗癌作用的中药既包括以毒攻毒类药物，也包括扶正固本类药物和各种清热解毒、化痰散结、活血化瘀类药物，这些都属于广义上的抗癌中药。

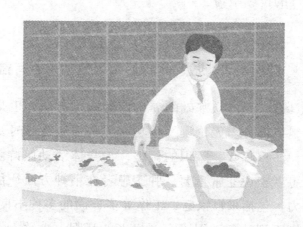

328. 中医药配合放化疗能同时进行吗？

许多患者和家属会有这样的疑问：中药与放射治疗或化疗药物之间会不会有冲突？会不会影响放、化疗的效果？它们能同时进行吗？多年来，大量的临床实践告诉我们，中医药与放、化疗之间不会发生冲突，截至目前还没有患者因为接受中医药治疗而降低放、化疗效果的确切依据。中医治疗是肿瘤综合治疗的方法之一，适用于肿瘤患者治疗的各阶段。在不同阶段，中医药扮演不同的角色、发挥不同的作用。放、化疗期间，西医治疗方法是抗肿瘤治疗的主力军，其治疗本身具有较强的"杀伤力"，不仅能够杀死、抑制肿瘤细胞，对人体正常的细胞也会带来不同程度的损伤，表现为骨髓功能、消化系统、神经系统等方面的不良反应。此时中医治疗处于辅助地位，侧重于为放、化疗"保驾护航"。通过益气扶正、填精养血、调理脾胃等治疗方法，减轻或改善患者乏力、失眠、恶心呕吐、食欲减退、便秘、手足麻木、**骨髓抑制**等不良反应和症状，目的在于使患者的放、化疗得以较顺利的进行，所以放、化疗期间的中医药治疗并不以抗肿瘤为主要治疗方向，也不建议放、化疗期间过多使用以毒攻毒的抗癌中药。

329. 肿瘤患者，放、化疗后练习气功是否有益？

气功是具有广泛群众基础的养生保健锻炼方法，也是传统中医药学的重要组成部分。无论哪一种功法，都强调练习时要充分放松身体和情绪，注重呼吸、意识的调整，与身体活动保持协调。这一点对于肿瘤患者来说非常重要。肿瘤患者在精神方面往往背负着一定程度的压力，包括来自家庭、工作等多方面的多种不良心理压力。这些看不见摸不到的负面因素会对患者的睡眠、食欲、情绪等多方面产生影响，间接导致患者免疫力下降。练习气功时要求的舒缓和放松，对患者身心是非常好的调节，使患者从日常状态进入一个完全减负的理想化轻松状态，有利于调节生理功能、减轻心理压力。

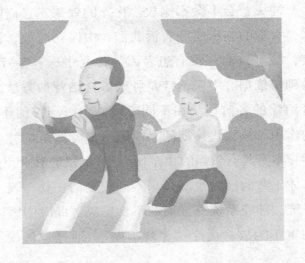

需要注意的是，练习气功应选择动作幅度较小、难度不大的功法，切忌体力要求较高、动作繁复的功法，以免加重身体负担。

330. 冬虫夏草、海参等高级营养品对肿瘤患者有益吗？

冬虫夏草作为一种传统的名贵滋补中药材，既不是虫也不是草，是麦角菌科真菌冬虫夏草寄生在蝙蝠蛾科昆虫幼虫上的子座及幼虫尸体的复合体。虫草体外提取物具有明确的抑制、杀伤肿瘤细胞的作用。中医认为冬虫夏草性味甘、温，归肺、肾经，功能补虚损、益精气，又能平喘止血化痰。冬虫夏草药用价值很高，具有阴阳双补的特点，尤其擅长补益肺、肾两脏，药性较平和，除了感冒、有实热等情况外，普通人群多数都可服用，且全年均可服用，以冬季最佳。传统服用方法是煎煮内服，可以入丸、散，或研末食用，也可以泡酒、煲汤、煮粥服用。需要强调的是，无论哪种方法均应连渣服用，最大程度保证有效吸收。海参是常用的食疗补品，主要作用是益精养血、补虚损，常常被当做术后、产后、久病等身体虚弱者的营养品使用，其营养价值较高，也具有一定的药用价值，肿瘤患者可以服用，但不建议大量、长期服用。肿瘤患者在正常饮食能够得到保证的情况下，间断服用海参即可。需要注意的是，急性肠炎、感冒、平时大便溏泄者不适宜食用海参，以避免加重病情或者使疾病迁延不愈。

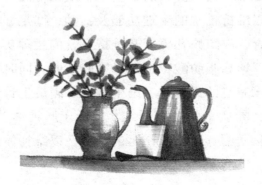

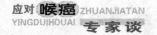

（九）营养

331. 营养和食物是一回事吗？

营养是机体摄取、消化、吸收、代谢和利用食物或营养素以维持生命活动的整个过程。而食物是维持人体生命和机体活动的最基本物质条件之一。营养是过程，食物是物质。人通过食物摄入满足机体营养的需求，完成新陈代谢和生命活动。

332. 何谓膳食？

所谓膳食就是指日常食用的饭菜。根据不同疾病的病理和生理需要，可以改变各类食物的烹调方法或食物质地而配制膳食，其营养素含量一般不变。医学上膳食的种类包括：常规膳食、特殊治疗膳食、诊断用的试验膳食和代谢膳食。常规膳食包括普食、软食、半流食、流食等。

333. 如何平衡膳食？

饮食平衡是维持人体健康的最基本物质条件之一，包括：①充足的热能，用以维持正常的生理功能及活动；②足够的蛋白质，用以维持生长发育、组织修补更新及维持正常的生理功能；③适量的脂肪，以提供不饱和脂肪酸特别是必需脂肪酸，同时可促进脂溶性维生素吸收；④充足的无机盐、维生素，以满足生长发育和调节生理功能的需要；⑤适量的膳食纤维，以助于肠道蠕动和正常排泄，减少肠内有害物质的存留；⑥充足的水分，以维持体内各种生理过

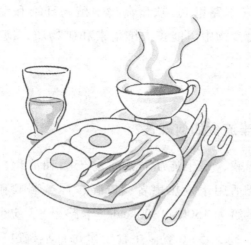

程的正常进行。

334. 如何配置普食？

　　普食与常人平时所用膳食基本相同，每日三餐。主要适用于饮食不受限制，体温正常或接近正常，消化功能无障碍及恢复期的患者。普食膳食原则应注意热量和营养素含量必须达到每日膳食供给量的标准，能量每日在2200~2600kcal（卡路里），蛋白质供给中优质蛋白含40%以上。普食食物品种应多样化，食物分配比例也应合理，通常早餐为25%~30%，中餐为40%左右，晚餐为30%~35%。

335. 软食如何配置？

　　软食质软、易嚼、比普食更易消化，每日供应三餐或五餐（三餐外加两餐点心）。主要适用于消化吸收能力稍弱的患者，低热患者，老年人及幼儿，肛门、结直肠术后患者。每日能量供给在

2200~2400kcal（卡路里）。软食食物中植物纤维和动物肌纤维需切碎煮烂。因软食食物中可能丧失维生素和矿物质，应额外补充菜汁、果汁等饮料。

336. 半流食如何配置？

半流食较稀软、呈半流质状态，易于嚼和消化，介于软食和流质饭之间。主要适用于发热患者，口腔、耳鼻咽喉和颈部手术后患者。全天能量供给为 1500~1800kcal（卡路里）。应少食多餐，每餐间隔 2~3 小时，每天 5~6 餐。主食定量每日不超过 300g。

337. 流食如何配置？

流食极易消化，含渣很少，成液体状态饮食。流食所供给能量、蛋白质及其他营养素均较缺乏，不宜长期使用。流食又分为流质饮食、浓流质饮食、清流质饮食、冷流质饮食和不胀气流质饮食。适用于高热、病情危重、术后宜进流食的患者。食管肿瘤、胃肠肿瘤手术后宜进流质饮食。口腔、面部和颈部手术后因吞咽困难宜进浓流质饮食，需鼻饲。腹部手术和盆腔手术后宜进不胀气流质饮食（忌甜流质饮食）。喉部手术后宜进冷流质饮食，防止伤口出血和对咽喉部刺激。流食每日供给能量 800kcal（卡路里），只能短期 1~2 天使用，少量多餐（6~7）餐，应不含刺激食物及调味品。

338. 患者怎样吃好？

肿瘤患者的饮食应该遵守一般的健康饮食原则，即金字塔结构的饮食。适当增加一些长期食用有抗癌作用的食物如绿菜花等十字花科食物、香菇、芦笋、苹果、草莓等新鲜的蔬菜、水果，种类要多。避免食用一些传统意义上的发物如韭菜、黄花鱼等和一些现代医学研究具有致癌作用的烧烤食品、加工的肉类等。

339. 何谓膳食宝塔？

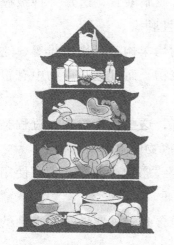

中国居民平衡膳食宝塔示意图

膳食宝塔是中国营养学会推荐的食谱。塔底由五谷杂粮组成，塔的中部是蔬菜和水果，塔上部是肉类、家禽、水产品、蛋类、豆类和奶制品，塔尖是高脂食物。

推荐每天标准为：油 25～30g，盐 6g，奶类及奶类制品 300g，大豆类及坚果 30～50g，畜禽肉类 50～75g，鱼虾类 50～100g，蛋类 25～50g，蔬菜类 300～500g，水果 200～400g，谷类、薯类及杂豆 250～400g，水 1200ml。

340. 哪些食物具有抗癌作用？

①谷类杂粮：玉米、燕麦、小麦、黄豆；②蔬菜类：大蒜、洋葱、韭菜、芦笋、青葱、西兰花、甘蓝菜、芥菜、萝卜、番茄、马铃薯、辣椒、甜菜、胡萝卜、芹菜、荷兰芹；③水果类：柳橙、橘子、苹果、猕猴桃；④坚果：核桃、松子、开心果、芝麻。

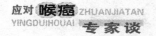

341. 哪些食物中可能含有致癌因素?

目前了解的大约有 50% 癌症患者患病与饮食和营养因素有关,这些因素包括食品本身成分、污染物、添加剂以及食品烹饪加工不当所产生的致癌因素。与这些因素有关的食品:

(1) 腌制的食品:比如腌肉、咸鱼、咸菜等,这些食物中含有较多的亚硝酸盐,在人体内可以转化为亚硝酸胺,这是一种致癌物质,可以引起食管癌、大肠癌等多种恶性肿瘤。

(2) 烧烤食品:比如人们很喜欢的烤羊肉串、烤牛排等,这些食物由于被烧烤时沾染了大量的碳燃烧物,而且这些食物中有很多烧焦的成分,都含有较多的致癌物质。

(3) 熏制食物:比如熏肉、熏鱼等,这些食物的制作过程类似烧烤过程,熏制使用的烟雾会使大量致癌物质附着于食物上。

(4) 油炸食品:油炸食物时可产生致癌物;油炸食物时使用的油,如果多次高温使用也会产生致癌物质。

(5) 霉变的食物:因为这些食物中含有一种叫做黄曲霉菌的毒素,这些黄曲霉毒素也是较强的致癌物质。

(6) 重复烧开的水:有些家庭把做馒头的蒸锅水又拿来煮粥,还有些家庭把头天没有喝完的暖瓶水再次加热用来饮用。这些做法都不科学,因为反复烧开的水也会产生致癌物质。

342. 营养支持有什么作用?

营养支持是综合治疗不可缺少的重要组成部分。根据疾病的病理生理特点,给患者制订各种营养支持方式,可达到辅助治疗和辅助诊断的目的,可增强机体抵抗力,促进组织恢复,改善代谢功能,纠正营养缺乏。营养支持分为膳食强化和肠内、肠外营养。

343. 肠外营养输注方式有哪些？

肠外营养是经静脉输注给予人体需要的营养物质的一种方法。可经外周静脉的肠外营养途径、中心静脉的肠外营养途径、中心静脉置管皮下埋置导管输液的途径给予。

营养的输注可分为周围静脉置管与中心静脉置管两种途径。中心静脉置管又分为经外周穿刺置入中心静脉导管、直接经皮穿刺中心静脉置管、隧道式中心静脉置管三种方式。

344. 什么是营养素？有什么功能？

营养素是用来满足机体的正常生长发育、新陈代谢和日常活动需要的物质。包括蛋白质、脂类、碳水化合物、维生素、矿物质、膳食纤维和水。

营养素的功能是满足人体能量的需要、构成人体组织和器官，维持正常生长发育、新陈代谢和各种生命活动。

345. 什么是膳食纤维，有什么作用？

膳食纤维是指来源于植物的不被小肠中消化酶水解而直接进入大肠的多糖和极少量木质素类物质。可分为可溶性的膳食纤维（果胶、树胶和植物多糖等）和不可溶性膳食纤维（纤维素、木质素和半纤维素等）。膳食纤维有谷类纤维、燕麦纤维、番茄纤维、苹果纤维、魔芋葡聚糖纤维、抗性淀粉等。

可溶性膳食纤维有减缓葡萄糖在小肠吸收、降低血清胆固醇、延缓胃排空等的生理功能。

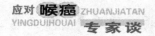

不可溶性膳食纤维有增加粪便的重量、刺激肠蠕动、减少粪便的平均通过时间的生理功能。

346. 哪些植物水分中含有抗癌物质?

西红柿和西兰花。西红柿所含的番茄红素对肺癌、胃癌、前列腺癌、乳腺癌有抑癌作用，长期服用可降低癌症的发生率。西兰花90%成分为水，所含异硫氰酸盐有抑癌作用。

347. 摄入营养素的高低与肿瘤的发生有关吗?

摄入营养素高或低都与肿瘤的发生有关，所以需要均衡的膳食。目前了解营养素的高或低与一些肿瘤的发病有关：

（1）高能量饮食可致肠癌、乳腺癌、肝癌、胆囊癌、胰腺癌、结肠癌、肾癌和子宫癌发生率增高。

（2）高蛋白饮食可使淋巴瘤发生增多，低蛋白饮食可致肝癌、食管癌发病率增高，而乳腺癌发生率降低。

（3）高脂肪饮食可致乳腺癌、肠癌、前列腺癌发生率增高，低脂肪饮食使宫颈癌、子宫癌、食管癌和胃癌发生率增高。

（4）食用过少食物纤维可致结肠癌和大肠癌发生率增高，食用过多食物纤维可致胃癌和食管癌发生率增高。

（5）大量饮酒可致肝癌、口腔癌、喉癌、食管癌、乳腺癌、甲状腺癌、皮肤癌等癌症的发生。

（6）维生素 A 缺乏可使口腔黏膜肿瘤、皮肤乳头状瘤、颌下腺癌发生机率增加。

（7）维生素 B_1 和维生素 B_2 缺乏可致肝癌发生率高。

（8）维生素 B_{12} 缺乏可致胃癌和白血病发生率增高。

（9）维生素 C 高摄入可降低胃癌、口咽部肿瘤、食管癌、肺癌、胰腺癌和宫颈癌的发生率。

（10）维生素 E 缺乏会导致肺癌、乳腺癌和子宫颈癌发生增加。

（11）碘缺乏可致甲状腺癌和甲状旁腺癌发生增加。

（12）硒食入缺少可致乳腺癌、卵巢癌、结肠癌、直肠癌、前列腺癌、白血病、胃肠肿瘤和泌尿系统肿瘤发生机率增高。

（13）高钙高维生素 D 可使结直肠癌发生率降低。

（14）铁缺乏可致胃肠道肿瘤发生增加。

（15）锌食入缺乏可使肺癌、食管癌、胃癌、肝癌、膀胱癌和白血病发生机率增加。

348. 肿瘤患者需要忌口吗？

所谓忌口是指由于治疗的需要，要求患者不吃某些食物。忌口的说法与缺乏有效的治疗方法有关，肿瘤至今还缺乏完全有效的治疗方法，因此在肿瘤治疗上，仍有多数人重视忌口。应视不同患者和病情而定，并非所有肿瘤患者都要忌口，而是应少食、淡食，而不是伤食即不要过量进食。

349. 放疗和化疗患者营养原则是什么？

接受放疗或化疗的患者加强营养支持是十分必要的。因为放、化疗作用于肿瘤细胞发挥细胞毒性作用的同时也损伤正常组织和细胞，故会出现毒副反应，影响食欲和消化道功能，会出现营养不良。

当化疗患者每日摄入能量低于每日能量消耗 60% 的情况超过 10 天时，或者预计患者将有 7 天或者以上不能进食时，或者患者体重下降时，应开始营养治疗，以补足实际摄入与理论摄入之间的差额。

为了降低感染风险，推荐首选肠内营养，如果患者因为治疗产生了胃肠道黏膜损伤，可以采用短期的肠外营养。

对于放疗患者，建议给予膳食指导以及补充口服营养素来提高摄入量，预防放疗相关体重降低，避免治疗中断。如果出现严重的放疗相关黏膜炎，可应用管饲方法进行肠内营养支持。

350. 补品有抗肿瘤作用吗？

肿瘤患者及家属都希望通过补品增加抗肿瘤作用，以下一些补品与抗肿瘤作用有关：

（1）冬虫夏草的主要成分是蛋白质，含有丰富的游离氨基酸、多糖、微量元素、维生素 B_{12}、冬虫夏草素等。虫草具有良好的免疫调节功能，对骨髓造血功能及血小板的生成有促进作用，这对减轻放、化疗的毒副反应是有好处的。

（2）香菇中提取的香菇多糖可提高免疫功能，促进白细胞介素-2和肿瘤坏死因子的生成，提高体内超氧化物歧化酶活性，这些对保肝降脂、延缓衰老有益。香菇中含有一种"β-葡萄糖苷酶"，这种物质可促进机体的抗癌作用，因此有人把香菇称为防癌食品。

（3）灵芝中含有丰富的有机锗，对预防肿瘤有用，也是良好的免疫增强剂。放、化疗的肿瘤患者服用灵芝，可以增强骨髓细胞蛋白质及核酸的合成，保护骨髓功能，减少化疗药物及射线对骨髓的损害，从而提高细胞免疫功能及外周血中白细胞的数量。

（4）人参中含有人参皂苷、人参多糖及多种氨基酸、多肽等，可明显提高细胞免疫功能，调节机体免疫失衡状态。肿瘤患者食用人参有3大益处：一是人参皂苷、人参多糖、人参烯醇类及人参挥发油的抑瘤作用；二是人参三醇及人参二醇对X线照射引起的损伤及**骨髓抑制**有一定的缓解作用；三是人参对增强体质及中晚期肿瘤患者的扶正支持作用，对维护和提高肿瘤患者的生活质量是有益的。

（5）枸杞子提取物可提高细胞免疫功能，促进淋巴细胞增殖及肿瘤坏死因子的生成，对白细胞介素-2也有双向调节作用。

（6）银耳具有提高机体免疫功能的效果，肿瘤患者外周血T淋巴细胞减少，活性降低，多吃银耳会提高免疫细胞的功能。

（7）海参提取物刺参酸性黏多糖注射入小鼠腹腔，对小鼠接种的肉瘤、黑色素瘤、乳腺癌等瘤株有抑制作用，对放射性损伤的小鼠骨髓有保护作用，促进造血功能恢复，表现为骨髓有核细胞增多，脾脏重量上升。

（8）鳖甲可以提高细胞免疫功能，抑制肿瘤。

（9）大枣含有丰富的环磷酸腺苷，以及丰富的维生素可促进造血并提高机体免疫力。

351. 哪些蔬菜、水果具有抗癌防癌作用？

（1）大蒜素可抑制致癌物质亚硝胺在胃内的合成，还发现大蒜含有丰富的硒和锗，是预防肿瘤的重要成分。

（2）西红柿中含有的番茄红素是一种抗氧化剂，可抑制某些致癌物的氧化自由基，防止癌的发生。西红柿还含有谷胱甘肽，具有推迟细胞衰老，降低恶性肿瘤发病率的作用。

（3）木瓜蛋白酶有多种功能，将其注射到肿瘤组织中，有一定抑瘤作用。木瓜中所含的木瓜素可以调理脾胃，促进消化，对脾湿碍胃引起的消化不良及放、化疗引起的消化道症状有一定缓解作用。

（4）包心菜含有较多的维生素E，可以提高免疫功能，增强抗病能力。此外，其还含有多种分解亚硝胺的酶，可抑制致癌物亚硝胺的致突变作用。包心菜中含有微量元素钼，在清除致癌物的作用中，钼元素是重要因素之一。包心菜属于十字花科植物，可以诱导芳烃羟化酶的活性，从而分解致癌物多环芳烃，降低胃癌、大肠癌的发生。最后，其还含有多种氨基酸以及胡萝卜素、维生素 C，对提高细胞免疫功能有作用，对肿瘤患者、年老体弱者及多数慢性病患者都很有好处，是欧美人餐桌上的"主菜"之一。

（5）山楂中提取的黄酮类化合物具有较强抗肿瘤作用和多酚类化合物有阻断致癌物黄曲霉素的致癌作用，从而防止实验性肝癌的形成。山楂还有一定的补益作用，可增强 T 淋巴细胞的免疫功能，延长荷瘤小鼠的生存时间。

（6）甘蓝中含有吲哚、萝卜硫素、异硫氰酸盐等。萝卜硫素抗癌效力较强，异硫氰酸盐是一种具有阻断和抑制两种作用的物质，而且它们还可诱导解毒酶，抑制细胞向癌变发展。吲哚及其衍生物对癌形成有抑制作用。

（7）红薯含有丰富的 β-胡萝卜素，β-胡萝卜素是一种有效的抗氧化剂，有助于清除体内的自由基，具有抗癌效应。另外红薯是高纤维素蔬菜，对防治大肠癌有显著功效。红薯还是理想的减肥食品，它含热量非常低，只是一般米饭的 1/3，因含有丰富的纤维素和果胶而有可以阻止糖转化为脂肪的特殊功能。

（8）南瓜中含有一种可分解致癌物亚硝胺的发酵素，可以消除亚硝胺的致癌作用，减少消化系统癌症的发生。

（9）无花果中活性成分能抑制癌细胞的蛋白质合成，使癌细胞失去营养而死亡，具有抗癌、防癌、增强人体免疫功能的作用。

（10）酸梅可增强白细胞的吞噬能力，提高机体免疫功能，有一定的抗肿瘤作用。

（11）苹果有很强的抗氧化能力，可防止自由基对细胞的损伤，具有防癌作用。

（12）茄子是癌症的"克星"。它有防止癌细胞形成的作用。茄子提取物龙葵素可治疗胃癌、唇癌、子宫颈癌等。

（13）芦笋含有特别丰富的组织蛋白可以防止癌细胞扩散和抑制

癌细胞生长。

（14）芹菜含有丰富的抗氧化剂，且颜色越深，抗癌效果越强。芹菜还有降血压的作用。芹菜含有大量纤维素，可预防大肠癌。

（15）菠菜含有 β-胡萝卜素和叶绿素，它们多具有抗氧化作用，可预防癌症发生。

352. 肿瘤患者营养不良常见症状有哪些？如何解决？

最常见症状是厌食，还有味觉迟钝、口干、吞咽困难、腹胀、便秘、腹泻、食管炎和肿瘤恶病质状态。

厌食可通过心理调整和改进食物加工方法来减轻。

味觉迟钝可少量多餐，多食水果蔬菜，增加食物色泽和香味。

吞咽困难者，如症状不严重，可进软食，但不要进流食，以免食物被吸入呼吸道。症状严重者，可采用管饲或肠外营养。

出现腹胀，可少食多餐，餐后多活动，避免进食产气食物。

便秘与食入膳食纤维少，活动减少和使用麻醉药品有关，应多食纤维类水果蔬菜。

因化疗、腹部放疗或肠道手术导致的腹泻，应调整饮食，进食含纤维素多的食物，少食刺激性食物。

恶病质是肿瘤晚期表现，应改善患者营养方式，提高生命质量。

353. 预防癌症和患癌后应该注意哪些营养？

大量研究证明，饮食与癌症密切相关。健康的饮食在一定程度上可以预防疾病的发生，包括癌症。那么对于癌症预防和患癌后如何营养，建议丰富饮食，而不是迷信某一种，或几种食物，那反而会出现营养素的缺乏。

饮食原则为：五谷杂粮，肉蛋奶菜，花样丰富，均衡膳食。具体参照中国营养学会推荐的膳食指南：①食物多样，谷类为主，粗细搭配；②多吃蔬菜、水果和薯类；③每天吃奶类、大豆或其制品；④常吃适量的鱼、禽、蛋和瘦肉；⑤减少烹调油，吃清淡少盐膳食。

354. 如何选择富含维生素的食物?

对于癌症预防或保健，推荐多吃新鲜蔬菜和水果。蔬菜水果中不但含有丰富的抗氧化剂，如类胡萝卜素、维生素 C、维生素 E 等，还含有植物化学物质，包括：萜类化合物、有机硫化合物、类黄酮、植物多糖等。这些植物化学物质具有抗氧化、调节免疫力、抑制肿瘤等作用。有充分证据表明蔬菜和水果能降低口腔、咽、食管、肺、胃、结肠、直肠等癌症的发病风险。

常见维生素、微量元素、宏量元素含量丰富的食物

维生素	食物来源
维生素 C	鲜枣、柑橘类、刺梨、木瓜、草莓、芒果、西兰花
维生素 A	动物肝脏、甘薯、胡萝卜、菠菜、芒果
维生素 B$_1$	猪里脊肉、绿茶、糙米、花斑豆、烤土豆
维生素 B$_2$	玉米、紫米、黑米、大麦、菠菜、鸡肉、鲑鱼
维生素 B$_3$	鸡肉、金枪鱼、牛肉、花生
维生素 B$_{12}$	牡蛎、蟹、牛肉、鲑鱼、鸡蛋
叶酸	菠菜、橘子、莴苣、生菜
维生素 D	蛋黄、动物肝脏、鱼类、强化牛乳
维生素 E	坚果类、植物油类、鹅蛋黄、木瓜
铁	猪肝、鸡肝、牡蛎、牛肉、什锦豆类

续　表

维生素	食物来源
硒	坚果、猪肾、金枪鱼、牛肉、鳕鱼
锌	牡蛎、小麦胚粉、山核桃
钙	酸奶、奶酪、牛奶、沙丁鱼、豆干、黑芝麻
钾	香蕉、黑加仑、龙眼、小麦胚粉、豆类、干银耳、紫菜

355. 营养素与常见肿瘤预防的关系?

（1）食管癌：饮食中添加维生素 C、维生素 B_2 及微量元素如硒可降低食管癌发病率，硒可使食管癌的发病率下降 67%。

（2）胃癌：水果蔬菜中的维生素、黄酮类和异黄酮类可抑制肿瘤生长；绿茶中的茶多酚可抑制亚硝基化合物的产生，有抗肿瘤的作用。

（3）大肠癌：高蛋白、高脂肪饮食的人群发病率是正常人群的 6 倍；高纤维素摄入（尤其是十字花科蔬菜）可降低发病风险。

（4）乳腺癌：饱和脂肪酸可增加乳腺癌的患病风险，反之单链不饱和脂肪酸可降低乳腺癌的患病风险；纤维素对乳腺癌有抑制作用，少食纤维素的女性乳腺癌的患病率明显增加。

（5）宫颈癌：血液中的维生素 A 和 β-胡萝卜素循环浓度增加可使 50% 以上的高危型 HPV-DNA 量降低，降低宫颈癌发病率。

（6）前列腺癌：番茄中含有抗氧化剂——番茄红素，摄入量大的人可降低 16% 的患病风险。

（7）口腔癌：维生素 A、维生素 C、维生素 E 和微量元素锌和硒有减少黏膜萎缩和口腔癌发生机率的作用。

四、复查与预后篇

356. 治疗后的患者多长时间复查一次？

目前肿瘤治疗的医疗技术和条件尚未达到一劳永逸的效果，任何肿瘤经过任何治疗均不能保证其彻底根治而永不复发。喉癌同其他恶性肿瘤一样，治疗后都应长期跟踪复查。目的在于及时尽早发现可能的喉癌复发征象，而不失时机地提供可能的再次治疗机会，许多情况下仍然能获得好的治疗效果。

一般喉癌治疗出院后 1 年内每隔 3 个月应该去专科医院复查 1 次，最好是回原治疗的医院进行复查。1 年后每半年复查 1 次，5 年后每年复查 1 次。特殊或具体情况应根据医生所嘱具体时间进行复查。当然，如果患者主观感觉或发现体征异常，也可随时去医院检查。

357. 每次复查都检查什么项目？

每次复查的项目可能都会不同，这由医生根据复查的频度、间隔和前次检查的结果和需要来决定。喉癌一般在以下检查项目中根据具体情况来选择：①间接喉镜或纤维喉镜检查；②颈部 B 超；③胸透或胸片，一般 1 年 1 次；④下咽食管造影；⑤食管镜，根据必要；⑥CT 或（和）MRI，检查颈部，必要时包括胸部；⑦血液各项常规、各项功能及生化检查；⑧核素检查，有时用以排除远处转移如骨转移情况；⑨PET-CT，仅用于其他检查难以确定而又高度怀疑局部、区域或远处转移的情况下采用；⑩**活检**，对怀疑肿瘤复发的新生物应当采用穿刺、咬取或切取等方法进行**活检**，及时了解和明确诊断。

358. 怎样到医院复查？

依照医生所嘱的时间前后，通过电话、网上预约或直接在医院门诊窗口挂号就诊复查。就诊时不一定是患者原来的治疗医生，但这并不影响患者的复查。在头颈肿瘤的专科医院的门诊，一般都由高年资有经验的医生进行肿瘤的规范诊疗、检查和复查。患者复查时最好带上前次检查的结果、诊断治疗意见、影像检查资料等，包括在其他医院做的检查结果，为医生提供参考，可以避免不必要的重复检查并缩短复查诊疗时间。

359. 什么叫预后？

预后就是医生对患者患病以后远期身体状况的推测和估计，这种推测并不是医生的主观行为，而是根据医学研究所得出的综合判断。有些疾病虽然病情凶险，但是治疗后基本能够治愈，没有潜在的威胁性，因此被称为**预后**好。有些疾病虽然治疗效果很好，但是复发率高，而且复发后可能病情更加难以控制，因此被称为**预后**差。恶性肿瘤患者的**预后**通常以生存率来表示。需要注意的是，**预后**只是作为一种参考，并不是百分百准确。因为人的心情和精神状况等对肿瘤也会有着不同的影响，积极的生活态度会有助于更好的战胜肿瘤。

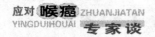

360. 喉癌患者的预后如何？影响预后的因素有哪些？

喉癌**预后**尚好，5 年生存率一般在 40% 以上。影响**预后**的因素有肿瘤的部位，病理分化，临床分期，颈淋巴结转移情况及治疗方法。

喉癌中以声门型喉癌**预后**最好。由于声门区几乎没有深层淋巴组织，故声带癌淋巴结转移极少；声门上区淋巴组织极为丰富，尤其杓会厌皱襞，因而声门上型喉癌淋巴结转移率最高，其**预后**也最差；声门下型喉癌介于两者之间。

外突型、病理分化较好的喉癌**预后**好，浸润型、分化低者**预后**差。

早期、声带活动的喉癌**预后**比晚期、声带固定者明显要好。

治疗上对于 T_1 期的喉癌病变，无论放疗还是手术**预后**都很好，而其他各期则显示出手术治疗比放射治疗生存率高，有研究采用术前放疗的综合治疗方法，结果未显示出明显优势。也有人认为对于某些晚期喉癌，用放疗作为基本治疗，外科手术作为挽救手段，总体治愈率不降低，带喉生存的比率提高。

颈淋巴结转移是影响喉癌患者**预后**的一个极为重要的因素，而影响喉癌向颈淋巴结转移的因素则与喉癌的原发部位，肿瘤细胞的分化程度，肿瘤的生长、扩展的形式及侵及范围，以及患者抗肿瘤的免疫能力等有关。在上述影响喉癌向颈淋巴结转移的诸因素中，最重要的是肿瘤的原发部位和患者的抗肿瘤免疫能力。但是迄今尚无准确可靠的反映喉癌患者抗肿瘤免疫状态的指标。

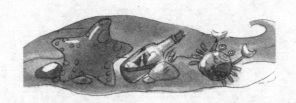

361. 5年生存率是什么意思?

生存率亦称存活率,是指接受某种治疗的患者中,经若干年(可采用1、3、5、10年,甚至15年)**随访**后,尚存活的病例数所占比例。比例越高说明治疗结果越好。医学上为了统计癌症患者的存活率,比较各种治疗方法的优缺点,而采用大部分患者**预后**情况比较明确的作为统计指标,通常会采用5年生存率。对每位患者个体来讲5年生存率就是指能活过5年的机率,并不是指只能活5年的意思。对肿瘤患者来讲,生存超过5年以后再次出现复发或转移的机率就已经很低了,因此,5年生存率常常也代表着治愈率。

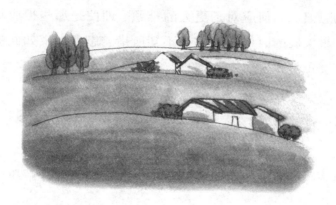

五、心理调节篇

362. 患病以后，为什么总是觉得很烦躁？

从心理学上讲，人感觉到烦躁的原因是由于压力的存在。患病后，患者不仅面临生命受到威胁的压力，同时还有治疗的压力、经济方面的压力。简单一句话，患病后生活方方面面都发生了令人难以适应的变化。

然而，最主要的压力还是来自于对疾病治疗结果的忧虑和对治疗过程的恐惧。如何应对是更大的难题。即使是那些很成功的人士在面对严重疾病的时候也通常会不知所措。患者产生如此烦躁的情绪反应非常正常。

363. 患者很烦时应该怎么办？

既然烦躁的原因来自于心理压力，那么应该怎样解决烦躁的问题呢？

第一步问问自己，最担心什么？最怕什么？患者的答案十有八九是与疾病相关。

第二步再问自己，担心、烦躁对我的病情有好处吗？能解决问题吗？答案是否定的。烦躁的情绪会导致睡眠障碍和食欲下降，吃不好、睡不好哪有体力与疾病做斗争呢？

第三步问自己，如果不烦躁了，想一些办法与疾病做斗争，那样会不会更好呢？答案是肯定的。

每次烦躁的时候患者都可以通过问自己这 3 个问题来调整心情。心情调整好之后，人体的免疫力就会得到提高，肿瘤就会受到抑制，反之则不然。

364. 患者如何做更有利于与癌症做斗争？

如果患者不烦躁了，静下心来，有很多事情需要患者做。

先反省一下自己。孔子说："吾日三省吾身"，我们平时没有时间反省自己，现在得病了，也暂时不用工作了，总该反省一下吧。反省什么呢？反省我平时是不是不够注意身体健康？是不是压力太大、情绪不佳？是不是没有按时休息？是不是饮食上不注意？了解、总结一些可能的患病原因，可以在今后的治疗中避免这些因素，改改自己体内的环境，让癌细胞不适应了，再加上药物的进攻，病不就容易好了吗？通过反省自己，可能就不会想我得病都是因为某某不好，惹我生气，让我受累，让我着急。把病因归于自己，更有利于调整自己的情绪。

详细记录好自己的诊治过程。找一个本子，质量好点的，记录自己的诊治过程，如哪天做了哪些检查、什么结果不正常、做过什么治疗、医生让我注意什么、下次什么时候检查、见医生时我有哪些问题需要解决等等。

安排好自己的起居生活。在治疗的初期，检查、治疗频繁，需要有人陪同、照顾。同时自己要想着一日三餐尽量定时，中午睡个午觉，晚上 9～10 点上床睡觉，睡不着就吃点安眠药。体力许可的情况下，出去走一走，上公园锻炼锻炼或者散散心。找一些喜剧或有趣的电视节目、光盘等看看，分散一下注意力，高兴一下。

注意甄别真假信息，时刻保持大脑冷静，不要轻信他人。有些人是有意地骗人，有些人则完全是无意甚至是出于好意而给出建议，

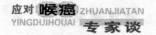

但是患者要慎重考虑除正规大医院医生以外的人的建议。目前肿瘤的治疗绝大多数靠手术、放疗、化疗，部分肿瘤有靶向治疗。革命性的突破目前还没有，抗癌明星们的经验就是正规治疗、综合治疗、长期注意保健、预防癌复发。

365. 患者有压力如何发泄呢?

在得知自己身患重病后，患者有压力是很正常的。发泄出来，对于患者迅速调节情绪很有好处。发泄的方式有：①找人倾诉，家属、朋友都可以。患者可以告诉他们自己的看法，有时候，说出来，心里就舒服多了。这可能是最容易做到的选择；②找专业的心理医生，这可能是最理智的选择；③大哭一场，偶尔用一次可以，经常哭会伤身体，不利于与疾病做斗争；④向别人发一次脾气。这种做法有一定的伤害性和危险性，可能伤到发泄对象而引起患者的内疚感，也可能激怒了对方而引起争吵而伤害到患者。这种方法尽量不用。

366. 害怕手术采用中医药治疗行吗?

手术有风险，还可能有各种并发症，但是手术是目前为止大多数实体瘤治疗的最好方法。如果患者有手术的机会，那说明患者的肿瘤还不是晚期，有治愈的希望。

尽管有用中医药治愈肿瘤的个案宣传报道，但不具有普遍性。目前，尚没有可靠的证据证明单纯应用中医药就可以治愈肿瘤。但在实施各种抗肿瘤方案时可以辅助中医药治疗。

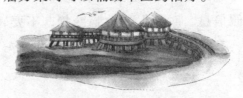

367. 害怕化疗，不化疗可以吗？

有些癌症患者手术以后医生建议要进行术后辅助化疗，目的是杀灭体内残存的癌细胞。因为癌症是一种全身性疾病，在手术前，癌症已经存在了几个月、几年甚至十几年，在不知不觉中，有的癌细胞可能已经转移到了身体的其他部位，而化疗可以杀灭那些潜伏的"坏份子"。所以，虽然化疗会有一些不良反应，但为了能杀灭潜伏的癌细胞，预防肿瘤的复发或转移，还是应该接受医生的建议进行化疗。

以下几个问题太难，有些涉及法律问题，按卫生部要求，医生就应该告诉患者本人实情，而不是由患者家属转告，故还是不谈为好。

368. 家里有人患癌，我会得癌吗？

患者家属在照顾患者的同时，往往也会想自己是否也会得癌呢？亲属患病，常常提醒了家属和亲朋好友对健康和患癌风险的关注。

从时间上讲，癌症的发生是一个长期的过程；从原因上讲，癌症的发生是遗传因素与环境因素长期相互作用的结果，也就是先天因素和后天因素共同作用的结果。对于一般常见的癌症，如果直系亲属患癌，其后辈因为与患者有一定的共同的遗传背景，患癌的机率略有增加。但在癌症发病的过程中，后天因素起着更大的作用。因此，在亲属患癌后，家属一方面应该进行全面的防癌体检，另一方面要了解癌症预防的知识。

癌症预防通用的原则有：戒烟限酒、均衡饮食、保持合适的体重、心情愉快。

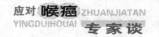

369. 我是喉癌我还能活多久？

患上喉癌后，很多患者及家属都会关注或想问的一个问题，就是"我"或手术后能活多久？对于这个问题并没有明确的答案。目前喉癌 5 年生存率为 70% 左右。然而这只是一个统计学数字，是对喉癌治疗效果的大致概念，具体对于某一喉癌个体来说意义不大。喉癌患者具体的生存期受多方面因素影响。

个体因素如年龄、身体机能、免疫状况、心理状态，甚至生活环境、饮食条件以及家属、子女对患者的照顾程度等。

肿瘤因素如声带活动度、肿瘤大小、术前术后淋巴结转移情况、术前肿瘤分期、术前术后分型等。

治疗因素。早期发现、早期治疗是影响恶性肿瘤生存期的主要因素，喉癌也不例外。一般不明原因的持续声音嘶哑或咽喉部异物感，并对症治疗无效的，就要提高警惕，及时去专科医院检查，以争取早期发现可能的喉癌。

再者，喉癌的治疗方法是否得当，手术是否彻底，治疗措施是否及时，对放疗、化疗的效果反应如何在很大程度上影响了喉癌治疗后的生存期。应根据患者癌肿病理分期，身体状况，及时选择最合适的手术配合放疗、化疗或生物治疗等综合治疗，根除肿瘤。出现复发可能是手术前未能发现隐匿转移灶，也可能是术中未能将病灶完全切除，故术后可结合放、化疗、生物治疗进行巩固治疗，以减少复发。同时术后定期复查，及时发现复发病灶，或许可得到及时的补救治疗，延长术后存活时间。

总的来说，患了喉癌能活多久是因人而异的，患者无需焦虑"会不会好"、"能活多久"的问题，重要的是保持一个良好的心态，积极配合治疗，树立战胜癌症的信心。

六、预防与体检篇

370. 癌症可以预防吗？

美国癌症协会（ACS）发表的全球癌症统计学数据报告显示，全球癌症相关负担在不断增加，主要原因是人口老龄化和不健康的生活方式，如发展中国家的吸烟增长、缺乏体育运动和"西方化"饮食等行为。

随着人类对癌这一顽症认识的不断深化，人们逐渐意识到癌的预防是抗击癌症最有效的武器。许多科学研究及有效控制活动表明，癌症是可以避免的。1/3癌症可以预防；1/3癌症如能及早诊断，则可能治愈；合理而有效的姑息治疗可使剩余1/3癌症患者的生存质量得到改善。今天的生活方式对我们传统的习惯提出了很多挑战，已出现的新的健康观点需要不断认识。个人、家庭及社会都有责任帮助自己和他人防范疾病，改善生活方式和环境以促进健康。只有将肿瘤预防与控制纳入到人们日常生活及工作议事日程中，才能真正预防肿瘤。

371. 什么叫三级预防？

癌症预防的最终目的，就是降低癌症的发生率和死亡率。通过下列一级预防、二级预防、三级预防措施，以求达到这一目的。

一级预防：第一级预防或病因预防。其目标是防止癌症的发生。其任务包括研究各种癌症病因和危险因素，针对化学、物理、生物等具体致癌、促癌因素和体内外致病条件，采取预防措施，并针对健康机体，采取加强环境保护、适宜饮食、适宜体育锻炼等的措施，以增进身心健康。对个人，这是 0 期，是重要的"防患于未然"时期。

二级预防：第二级预防或临床前预防、"三早"预防。其目标是防止初发疾病的发展。其任务包括针对癌症症状出现以前的那些潜在或隐匿的疾患，采取"三早"（早期发现、早期诊断、早期治疗）措施，以阻止或减缓疾病的发展，尽早逆转到 0 期，恢复健康。

三级预防：第三级预防，临床（期）预防或康复性预防。其目标是防止病情恶化，防止残疾。其任务是采取多学科综合诊断和治疗，正确选择合理、最佳的诊疗方案，以尽早扑灭癌症，尽力恢复功能，促进康复，延年益寿，提高患者生活质量，甚至让患者重返社会。

372. 什么叫"三早"？

指早期发现、早期诊断、早期治疗。包括：①了解癌症早期的 10 大信号；②对某些人群进行普遍检查；③治疗癌前病变；④加强对易感人群的监测；⑤肿瘤自检。

373. 癌症有哪些危险信号？

（1）体表或表浅可触及的肿块逐渐增大。

（2）持续性消化异常，或进食后上腹部饱胀感。

（3）吞咽食物时胸骨不适感乃至哽噎感。

（4）持续性咳嗽，痰中带血。

（5）耳鸣、听力减退、鼻出血、鼻咽分泌物带血。

（6）月经期外或绝经期后的不规则阴道出血，特别是接触性出血。

（7）大便潜血试验阳性、便血、血尿。

（8）久治不愈的溃疡。

（9）黑痣、疣短期内增大、色泽加深、脱毛、痒、破溃等现象。

（10）原因不明的体重减轻。

如发现自己有如上述不适或相关症状应及时就诊。

374. 什么叫肿瘤筛查？

肿瘤**筛查**，也叫防癌体检，目的在于早期发现肿瘤，是指在健康状况下或没有任何症状的情况下进行的一系列有针对性的医学检查。这些检查方法可以有助于确保发现已存在身体中的早期或可治愈期的肿瘤。

375. 如何选择肿瘤筛查方式和方法？

首先要考虑受检者自身的流行病学因素和其他相关因素；其次要考虑**筛查**方法的特异性和准确性；最后，还要考虑受检者的经济承受性。由于医学科技的迅速发展，肿瘤**筛查**方法在变得日益精确的同时，也变得越来越复杂、越来越昂贵；因此，受检者由于受到经济等方面的限制，在选择**筛查**方法时，会受到一定程度的限制。所以，在选择**筛查**方式和方法时，受检者需要花一些时间和专业的肿瘤科医生面谈。对受检者各个方面的情况评估后，医生会给出针对性的**筛查**方式和方法。医生也会告知受检者这些检查方法的优势、局限性或可能的危害，从而帮助受检者做出明智的、合理的决策。

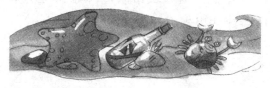

376. 早期诊断有多重要？

恶性肿瘤的发生是由于体内细胞的异常增殖而形成的。临床上，癌症患者往往是出现了症状才来就诊，就诊时许多已经到了癌症的中晚期，错过了治疗的最佳时机，因此造成癌症死亡率的居高不下。

肿瘤在早期大多都没有症状，需要特殊的手段和方法进行排查和诊断，而肿瘤的治疗效果却和肿瘤是否早期发现密切相关：早期癌花钱少、治疗效果好，中晚期癌花钱多、治疗效果差。因此早期诊断非常重要，只有做到早发现，才能达到最有效的治疗效果，许多早期癌症甚至完全可以治愈。

377. 常规体检能代替防癌体检吗？

答案是常规体检不能代替防癌体检。防癌体检由肿瘤专科医生实施，所以更加专业；需进行风险评估制订**筛查**方案，所以更加系统；采用多种敏感度高的检查手段，所以更加精密。

比如大的三甲医院防癌科会针对不同客户制订个性化防癌体检**筛查**方案，为每位受检者建立电子健康档案，并可享受该院全方位的肿瘤健康管理，无纸化信息存储，网络连通，查询调用方便快捷。

在肿瘤**筛查**结束后，肿瘤专家将为体检者出具整体健康分析报告，针对**筛查**结果答疑，让受检者了解自己的肿瘤患病风险，为检后定制肿瘤预防服务提供医学依据。同时会对体检异常结果做进一步精查及分析处理；对癌前病变进行随诊和预防干预；对具有肿瘤家族史的人群进行登记，填写城市防癌体系常建肿瘤**高危因素**基线调查表人员的风险评估报告解释。

378. 喉癌患者的家人和朋友如何预防喉癌？

首先，喉癌肯定不会传染，家人和朋友不必有任何担心。戒烟和控制污染可能是有效的预防喉癌方法。

一个正常细胞转变成癌细胞的过程相当漫长，一旦发生则不容易逆转。因此最好在年轻时就不吸烟或戒烟，这样患喉癌的危险才能下降接近正常。中年以后戒烟，虽然能降低患喉癌的可能性，但仍然高于非吸烟者。

控制大气污染固然重要，但防止室内污染更为有效。我国东北地区喉癌发病率明显高于其他地区，一个重要的原因可能是烧煤取暖造成的室内污染。因此，保持房间内新鲜空气流通可能有助于预防喉癌的发生。

饮食方面还没有证据发现某种食物会诱发喉癌，或者能防止喉癌的发生。所以不必忌食。

379. 哪些生活方式有助于预防癌症呢？

癌症可以通过改变生活方式进行有效预防，即俗话说的"管住自己的嘴和迈开自己的腿"，具体说来包括戒烟限酒、平衡膳食、适当锻炼、维持正常体重、预防感染、避免和减少**职业危险暴露**。

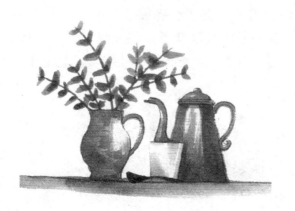

七、认识喉癌篇

380. 喉在体内的正常位置?

喉位于我们颈部正前方稍突出的部位，就在喉结的位置。男性较之于女性更容易看到和触及，其具体位于颈前部，相当于第4~6颈椎椎体范围。女性略高于男性、小儿略高于成人。上方以韧带和肌肉系于舌骨，下方续于气管，故吞咽时喉可向上移动。前面覆以皮肤、颈筋膜和舌骨下肌群。后方与咽紧密相连，其后壁即喉咽腔前壁。两侧有颈部血管、神经和甲状腺侧叶。喉的上方与口咽相延续，下方与气管相通，喉腔的后方就是咽腔，二者就如共一堵墙的两间房子空间，各司其职，各行其道，空气经喉腔

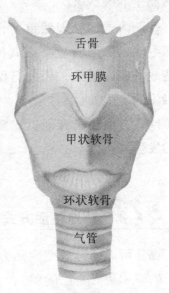

舌骨
环甲膜
甲状软骨
环状软骨
气管

喉正面结构

出入气道，食物经咽腔进入食道。然而喉，在此发挥着十分关键的作用，是有呼吸、发声、进食保护三大重要功能的重要器官。

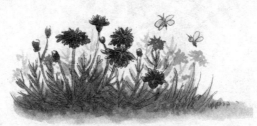

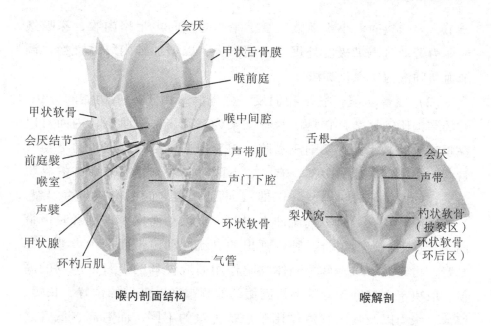

喉内剖面结构

喉解剖

381. 喉的解剖及形态？

解剖学上将喉腔分为 3 个区域：

声门上区：声带以上的喉部，包括①舌骨上会厌（包括会厌尖，舌面，喉面）；②杓会皱襞，喉面；③杓状软骨；④舌骨下部会厌；⑤室带。

声门区：声带区域包括①声带；②前联合；③后联合。

声门下区：声带下到气管起始部之间。

382. 喉有哪些正常生理功能？

喉是人们进行呼吸、进食和言语交流的重要器官。

（1）呼吸功能：喉是呼吸的通道，在正常情况下声门是空气出入肺部的必经之路。身体对氧气的需要量，受中枢神经系统反射性调节，声门裂的大小也随之改变。平静呼吸时声带略内收，深吸气或体力劳动时声带极度外展，声门扩大，以增加肺内气体交换，调节血与肺泡内二氧化碳浓度。

（2）发音功能：喉是我们发声的器官，由于发声功能的分化，喉的结构比较复杂，它是以软骨支架为基础，贴附肌肉，内面衬以黏膜构成的。软骨支架围成喉腔，向上经喉口与咽相通，向下与气管内腔相续。喉腔的中部，有上、下两对自外侧壁突入腔内的黏膜皱襞，下面的一对叫声襞（声带），两侧声襞之间的窄隙叫声门裂，当两侧声襞并拢，由于气流冲击引起声襞振动而发声。发音时声带向中线移动，声门闭合，肺内呼出的气流冲动声带而产生声波，称基音，再经咽、口、鼻等腔体共鸣作用而成悦耳的声音，声调的高低，取决于声带振动的频率，而振动的频率又以声带的位置、长短、厚薄、张力以及呼出气流作用于声带力量的不同，而有高、低音之别。声带在发音中的这些变化主要是由喉肌运动加以控制，喉的神经支配着这些肌肉、软骨关节，精细地控制我们的音量、音质、音调。正常发声是一个高度复杂的过程，喉部受随意和反射运动的控制，它涉及到发声前调节声调、发声反射调制和声音监听3个过程，任何一个过程发生障碍都会造成发声异常。

（3）保护功能：喉对下呼吸道起保护作用，吞咽时喉体上提，会厌向后下倾斜，盖住喉上口，声带关闭，食物沿两侧梨状窝下行进入食道，而不致误入下呼吸道。另外，喉的咳嗽反射能将误入下呼吸道的异物，通过防御性反射性剧烈咳嗽，迫使异物排出。

除上述功能外，喉部可通过关闭声门，提高腹腔和胸腔的压力来完成咳嗽、呕吐、排便、分娩和上肢用力的动作。正常吸气时，纵隔负压增大，便于静脉血流回心脏，呼气时，纵隔正压加大，便于动脉血流出心脏。吸气性呼吸困难时，静脉回流受阻，头颈部静脉扩张，可致发绀。

383. 喉的癌前病变有哪些?

喉角化症:包括白斑病及厚皮病,其中以白斑病为常见,发展成癌的机率各家报道不一,癌变率从 7%~40% 不等。喉角化症可发生于喉内不同部位,最多见于声带。发生部位不同病理表现亦略有差别:在声带上,黏膜表面呈白色斑块状隆起,也可呈点状白色角状突起;在声带后端及杓状软骨间切迹处,则可出现对称性黏膜增厚,色淡红或灰暗,质硬而无溃疡。

喉乳头状瘤:可分为幼儿型和成人型。幼儿型者与病毒感染有关,常多发,切除后易复发,但癌变少见;成人型者易恶变,一般被认为是癌前病变。如伴有明显的上皮增生,则提示恶变倾向。非角化型的成人喉乳头状瘤恶变率很低,但也有报告癌变者。

慢性增生性喉炎:多表现为上皮不规则增生或不典型增生,上皮下层常有广泛的慢性炎性细胞浸润。此类病变恶性变倾向明显。对于年龄较大,病程较长,有长期吸烟史的慢性增生性喉炎患者应予高度重视,应进行长期的追踪观察。

喉息肉:一般不认为是癌前病变,但亦有少数声带小结和喉息肉癌变的报告。

亦有观察声带剥皮术的 Reinke 水肿(声带膜部边缘、上皮下的间隙发生的局限性水肿)患者,在长期**随访**中,发现了癌变者,故认为 Reinke 水肿也有恶变危险。

384. 什么是肿瘤?

人体由多种细胞组成,正常情况下,只有在身体需要时,细胞才会生长并分化产生更多的细胞。这种有秩序的过程保证了机体的健康。当机体在各种体内、体外致瘤因素作用下,局部的组织细胞不服从人体需要而无限生长形成新生物，这种新生物在绝大多数情况下形成为肿块，故称之为肿瘤，其中包括良性和恶性肿瘤。良性肿瘤并不是癌，在大多数病例中，它们能被切除，而不复发。良性肿瘤的细胞不会转移至身体其他部位。最为重要的是良性肿瘤很少危及生命。

385. 肿瘤是怎样命名的?

通常，肿瘤根据其细胞起源及病变的性质进行命名。细胞起源主要有两大类，一类是上皮细胞起源，如身体体表的皮肤和体内脏器被覆的黏膜；另一类是间叶细胞起源，如体内的软组织。病变性质主要包括良性和恶性两大类。良性肿瘤均定义为瘤，恶性肿瘤则根据其细胞起源不同而有不同的命名，上皮来源的称为癌，间叶来源的称为肉瘤。还有一些起源不明的肿瘤，其命名不根据上述原则，如霍奇金病，它是恶性淋巴瘤的一种；再如原始神经外胚叶肿瘤，它也是起源不明的高度恶性肿瘤。随着人们对疾病认识的深入，近年来有交界性肿瘤和恶性潜能未定肿瘤的概念。它是一种良性肿瘤，其一定比例的患者会发生肿瘤复发，但恶变较为少见，需引起人们的重视，术后应定期**随访**。

386. 什么是癌症?

癌症一词泛指所有的恶性肿瘤，是一组拥有共同重要特性的不同种类恶性疾病。因癌细胞的生长类似螃蟹，可以在体内肆意横行，破坏机体的正常组织和器官，因此被命名为癌症，英文单词为cancer，其中文含义之一就是螃蟹。

恶性肿瘤中绝大部分发生在上皮组织，医学病理上称其为癌；

而少部分来源于间质组织（如脂肪、肌肉、纤维组织等）医学病理上称其为肉瘤；还有些来源于血细胞、淋巴细胞等的恶性肿瘤，医学上称其为白血病、淋巴瘤等。

387. 什么是喉癌？

发生于喉部的恶性肿瘤即为喉恶性肿瘤，从其发生的组织来源来说包括鳞状上皮、腺上皮及其他软组织或骨组织等，然而95%或更多的是来源于鳞状上皮，喉恶性肿瘤即为鳞状上皮癌，所以也通常称之为喉癌。腺上皮来源的很少，它包括小涎腺来源的如腺样囊性癌和非涎腺型的腺癌；其他也较少见的是喉肉瘤样癌、喉神经内分泌癌等。喉癌恶性程度大多中等，生长相对缓慢，如果不加以治疗，肿瘤可堵塞喉腔导致呼吸困难、窒息，是其致死的直接原因。

388. 喉癌能够治好吗？

喉癌能够治好，喉癌与其他癌症相比，治愈率较高。所谓治愈，就是终身不再复发和转移，且不影响正常寿命。在医学上，为了便于总结，通常采用5年无瘤生存率来代表治愈率。因为喉癌复发和转移多发生在治疗后的2年之内，5年后再复发和转移的情况极少见。

总的来讲，接受正规根治性治疗的喉癌治愈率在70%左右。但肿瘤的早晚期不同，差别会很大。如早期喉癌治愈率可达到90%，中期50%~60%，晚期只有30%左右。因此，早期诊断，早期治疗是提高治愈率的关键。需要强调的是治疗的手段一定要正确，否则延误了病情，其效果也较差。最常见的例子是不少喉癌患者不是立即接受手术或放疗，而是服用长达数月的中药，结果耽误了有效和恰当的治疗，失去了保留喉和根治的机会。

389. 肿瘤细胞的分化程度与恶性程度有什么关系?

病理学应用肿瘤分化的概念一般是用以表述肿瘤细胞趋向成熟的程度。肿瘤细胞与正常细胞的形态越近似，提示肿瘤的分化越成熟，通常表述为"高分化"，或称"分化好"。临床上大多数形态学分化好的肿瘤，恶性程度低；大多数形态分化差的肿瘤，恶性程度高；但并不是所有形态学分化好的恶性肿瘤**预后**都好，也不是所有分化差的肿瘤治疗效果都差。

390. 什么是病理分级? 有什么临床意义?

病理学应用肿瘤的分级表述肿瘤的分化程度，采用三级表述方式：目前多数应用高分化、中分化、低分化表述，也有些肿瘤应用1级，2级，3级表述。高分级是低分化的同义词，低分级是高分化的同义词。临床上多数肿瘤符合如下的规律：分级越高，分化越差，恶性度越高，**预后**越差。

391. 出现淋巴结转移就是得了淋巴瘤吗?

一些治疗前或治疗后的肿瘤患者在进行体检或影像学检查时会发现某些部位的淋巴结肿大，主管医生及影像诊断医生会根据患者的症状、体征以及影像学的检查结果，综合判定哪些患者为淋巴结转移。其中一些患者可经淋巴结穿刺**活检**或淋巴结切除病理检查确诊为淋巴结转移。

看到淋巴结转移这个结果后，一些患者，尤其是一些得过恶性肿瘤的患者以为自己又患了淋巴瘤。其实，这是一种误解。

淋巴结转移和淋巴瘤是两种完全不同的疾病，淋巴结转移是指某部位或脏器的原发恶性肿瘤细胞离开原发部位转移到淋巴结，这往往意味着肿瘤疾病程度进入了中期或晚期。对此治疗要依据原发肿瘤的特点来决定治疗方案，包括手术、化疗和放疗等。

而淋巴瘤是原发于淋巴结的恶性肿瘤，依据病变的范围又可分为早期、中期和晚期。治疗上是依据淋巴瘤的分型而决定治疗方案。

392. 什么叫增生？

细胞数目增加，称为增生。它可以是正常的生理现象，也可以是炎症刺激引起的病变，或者是肿瘤的表现之一。应根据不同的情况进行不同的处理。

393. 什么叫不典型增生？

不典型增生是指细胞数目增加并伴有细胞形态的异常。所谓的细胞形态异常是指病变内细胞的形态与正常细胞有一定差异。不典型增生分成三级，即轻度、中度和重度。其中轻度常见于炎症刺激引起的增生，而中度和重度不典型增生常见于肿瘤发生的前期，需密切随诊，必要时需临床干预。

394. 什么叫癌基因？

癌基因是细胞内含有的与癌症发生相关的基因。它是正常细胞遗传信息的组成成分之一，通常在体内是呈静止无功能的状态。当受到外界或体内某些因素的刺激，该基因会发生活化而在肿瘤发生

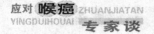

过程中起作用。

395. 什么是喉癌的基因治疗？

基因治疗就是以正常的野生型的基因替代或置换致病基因的一种治疗方法。近 10 多年，国内外科学家从分子、细胞水平及动物实验方面对喉癌的基因治疗进行了探索。譬如发现喉鳞癌有较高的 p53 缺失或畸变，用野生型 p53 作为基因治疗，治疗提示了一定的疗效，但是应用于其他喉癌治疗尚有待进一步研究。

396. 喉可以移植吗？

早在 20 世纪 20 年代国外已有人意识到喉移植的需要，至 20 世纪 60 年代才有国外学者开始动物实验，用狗做模型解决了喉移植的血供问题，继而另有人首次为一全喉切除的喉癌患者进行了喉移植，术后喉存活良好，患者术后 8 个月死于气管造瘘口肿瘤复发。至此说明喉是可以移植的。由于喉不是生命的必需器官，同时移植的喉生理功能恢复比较困难，许多医学相关问题还有待解决，有人提出开展喉移植是否值得。当然近年来随着现代显微外科技术和免疫抑制剂的发展和广泛应用，其他器官移植成功的鼓舞，以及人们生活水平提高和对生活质量要求的提升，喉移植的研究工作又取得了一些进展。在 1997 年又有人在患者身上成功地完成了世界上第二例喉移植，生理功能较第一例有了进步。期望不久的将来喉移植就会造福于人类。

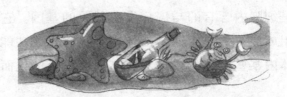

八、肿瘤病因探究篇

397. 我国每年有多少人患喉癌？

喉癌是头颈部恶性肿瘤之一，发病率在我国上海和沈阳为（3~5）/10万，即每年全国有5万~6万人患喉癌。一般来说城市喉癌发病率高于农村，男性发病率明显高于女性。在辽宁省的一项喉癌发病率统计中城市喉癌发病率高于农村约2.3倍，男女喉癌发病率比例在1.7∶1至1.8∶1。传统认为喉癌是男性的高发疾病，但随着女性嗜好烟酒者的增加，其喉癌发病率也在上升，男女发病率的比例逐渐接近。有40%的患者因病变较晚，需要切除全喉，所以每年新增无喉者2万~3万人。喉癌发病率的高峰在60~70岁的人群，近些年的研究显示其有年轻化的趋势。喉癌由于早期可出现声音嘶哑或咽部不舒服的症状，故多数易早期发现，是一种治愈率相对较高的癌症。

398. 哪些因素容易导致喉癌？

烟草：像头颈部和其他部位黏膜的鳞状细胞癌一样，烟草一直被认为是喉癌发生的重要危险因素，有研究发现喉癌患者中吸烟者达96%，喉癌多见于男性，且其发生率呈上升趋势，公认与吸烟有关。

酒精：许多研究发现，酒精的摄入会增加发生喉癌的危险，普通饮酒者和酗酒者的喉癌危险性分别为不饮酒者的2.0和5.6倍。

性激素及其受体：一些研究表明，喉癌患者的睾丸酮水平明显高于正常人；喉癌切除后，睾丸酮水平明显下降。

职业：职业因素与喉癌的相关性似乎较弱。已报道与喉癌相关性较强的，是特定职业因素的，包括石棉、木尘、粘接剂粉尘、焦油产品等。

遗传因素：有人认为吸烟致喉癌和体内某种酶有关，而此酶受遗传因素控制，故喉癌发生和遗传因素有关。

人类乳头状瘤病毒（HPV）：有 40% 的喉癌中均发现有 HPV DNA。喉乳头状瘤通常是一个良性过程，大约有 2% 可转化成鳞状细胞癌。

胃食管–咽喉反流在喉癌发生中也有相关作用，烟草与酒精是已知的反流刺激物，吸烟、反流、炎症、恶性退变积累之间有内在联系。由于整个黏膜同时处在诸多因素的共同作用下而易于恶变，因

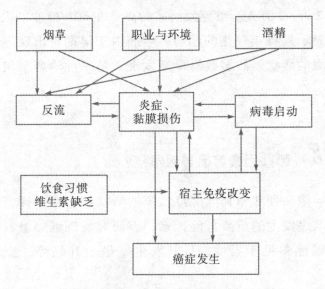

喉癌发生的多因素模型图

此临床上常常可看到黏膜癌多中心性和第二原发癌的现象，这一现象通常是多因素作用的结果。

在吸烟、饮酒、反流与环境因素如污染、职业暴露等之间的关系中，某因素可能为主，而其他因素起协同、补充作用，致使黏膜内环境改变、病毒感染、免疫逃脱而引起基因突变，最终发生癌变。它们之间可能的相互关系可概括如上图模式。

399. 为什么多数癌症容易在老年人中发生？

约 60% 的癌症会在 65 岁以后出现，约有 70% 的癌症患者死亡会发生在老年人群。目前认为存在以下几方面的原因导致癌症容易在老年人中发生：①在机体内癌变过程需要若干年才能完成；②部分细胞、组织在老化时才会对部分致癌物质更加敏感；③机体免疫系统清除恶化细胞组织的能力随着年龄的增加而减弱；④癌症的发生总伴随着 DNA 遗传物质的出错，老化细胞修复出错 DNA 遗传物质的能力随着年龄的增加而减弱。

400. 为什么常出现家庭多名成员患上癌症？

多个家庭成员出现癌症可能有几方面的原因：①可能仅仅是一个巧合；②可能是因为家庭成员生活在相似的环境中或者有相似的生活习惯，比如均喜欢抽烟和酗酒；③可能家庭成员遗传因素所致。需要注意的是，仅有 5% 以下的癌症患者是因父方或母方缺陷基因遗传所致，绝大多数癌症患者与遗传因素无关。缺陷基因仅会增加患癌症的风险，其存在并不意味着一定会出现癌症。

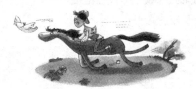

401. 如果多名家庭成员出现癌症，应该需要注意什么？

当多名家庭成员出现癌症时，应注意他们出现癌症的年龄以及癌症类型。在自己出现疾病症状和不适就诊时应告知医生这些信息，这有助于医生判断是否需要进行特殊检查以确定是否存在癌症。同时，应该定期进行体检，以确定身体是否存在异常。

402. 吸烟如何导致癌症呢？

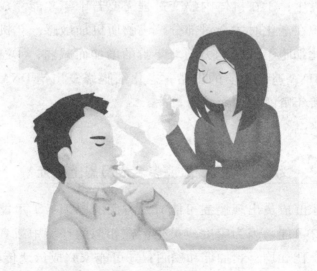

烟草中含有70多种不同的致癌物质，这些物质会在吸烟时经过气管进入肺，并扩散到全身其他地方，损伤DNA遗传物质，导致细胞、组织增长失去控制，最终出现癌症。

403. 为什么有些人吸烟却没有得癌症？

在我们身边可能不难发现某些人一生吸烟却没有出现癌症，同时某些从未吸烟的人却患上了肿瘤。虽然研究已经确认吸烟会导致癌症，但这并不表明所有吸烟的人一定会患癌症，或者说所有不吸烟的人一定不会患癌症。吸烟只是会增加患癌症的风险。吸烟的人与不吸烟的人相比其出现癌症的可能性更高。这就像马路上超速行驶容易出现交通事故一样，并非超速行驶就必然会出现交通事故，也并非低速就一定不出现交通事故，这还取决于其他因素的作用。事实上近一半的吸烟者最终会死于癌症或其他与吸烟相关的疾病，约有 1/4 的吸烟者会在 35~69 岁之间死亡。

404. 感染会导致癌症吗？

研究证实大约 1/5 的癌症是由感染引起。目前确定与癌症相关的感染因素包括人乳头状瘤病毒、乙肝病毒、丙肝病毒、幽门螺杆菌、EB 病毒。其中人乳头状瘤病毒与宫颈癌、口腔癌以及肛门生殖道癌症，乙肝病毒和丙肝病毒与肝癌，幽门螺杆菌与胃癌，EB 病毒与鼻咽癌存在关系。近年国内也有研究认为，喉黏膜上皮细胞癌变与 EB 病毒感染有关，而 EB 病毒感染指数与宿主细胞的分化状态和增殖活性亦相互关联。这为喉癌的病因学研究提供了新的认识。另外，31.7% 死于癌症的男性患者与感染因素有关，25.3% 死于癌症的女性患者与感染因素有关。

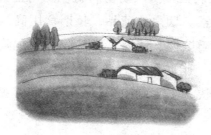

405. 什么是人乳头状瘤病毒？

人乳头状瘤病毒是一类涉及 150 多种型别的常见病毒，其中 40 多种能通过皮肤直接接触进行传播。中国约 12.2% 的女性会感染人乳头状瘤病毒，而估计 20% 左右的男性会感染该病毒。人乳头状瘤病毒是中国最常见的性传播感染的病毒之一。人乳头状瘤病毒分为高危型和低危型两种，其中高危型会导致癌症，尤其是人乳头状瘤病毒 16 型和 18 型，它们能导致多数与人乳头状瘤病毒相关的癌症。

406. 人乳头状瘤病毒与哪些癌症存在关系呢？

人乳头状瘤病毒存在于皮肤和体腔表层。该病毒感染比较常见，并且一般不会带来症状。人乳头状瘤病毒是到目前为止唯一能确定的癌症必要危险因素。人乳头状瘤病毒感染主要会增加子宫颈癌发生风险，同时也会导致部分口腔癌、肛门癌、阴茎癌、外阴癌的发生。

407. 饮食与癌症的发生有关系吗？

饮食会影响大肠癌、胃癌、口腔癌、肾癌、食管癌和乳腺癌发生的风险。我国研究发现 13% 死于癌症的患者水果摄入不足，还有 3.6% 蔬菜摄入不足。大量摄入动物脂肪、动物蛋白和低纤维饮食是患大肠癌的危险因素。烟熏盐渍品，长期食用高温、辛辣食物是患胃癌的危险因素。嚼槟榔、饮酒是患口腔癌的危险因素。大量摄入乳制品、动物蛋白、脂肪是患肾癌的危险因素。食物过热、偏硬、制作粗糙、吞食过快、辛辣刺激是患食管癌危险因素。高热量、高脂肪饮食是患乳腺癌的危险因素。因此，饮食习惯与癌症发生密切相关。

408. 如何通过控制饮食降低癌症发生风险？

通过平衡的健康饮食能有效降低癌症发生风险。平时应注意多摄入纤维、水果和蔬菜，同时减少红肉和肉制品、盐的摄入。红肉是指烹饪前呈现出红色的肉，包括猪肉、牛肉、羊肉、鹿肉、兔肉等所有哺乳动物的肉，肉制品包括腌制肉类、火腿等。

409. 是否应该相信某些宣传中所讲的抗肿瘤饮食？

我们常常在大量广告宣传中听到某些特殊食品或"抗肿瘤食品"对我们的身体非常有益。我们不应该依赖这些所谓的"抗肿瘤食品"去降低癌症发生风险，它们无法替代健康的平衡膳食在维持身体健康中发挥的作用。世界卫生组织建议每天至少应该摄入 400g 水果和蔬菜，来预防癌症和其他慢性疾病。

410. 饮酒与肿瘤有关系吗？

饮酒能增加口腔癌、喉癌、食管癌、乳腺癌、大肠癌、肾癌、肝癌的发生。研究表明在死于肿瘤的男性患者中有 6.7%，女性患者中有 0.4%与饮酒有关。饮酒量越大，出现癌症的风险越大。重度饮酒会导致肝硬化，从而导致肝癌的发生。

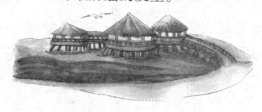

411. 多大酒量对于预防癌症来讲属于安全量？

为了预防癌症的发生，据估计男性每天最多只能饮用 70~100ml 的 40 度白酒（250~350ml 的 12 度红酒），女性最多只能饮用 50ml 的 40 度白酒（约 175ml 的 12 度红酒）。从癌症预防的角度来说应尽量避免饮酒。

412. 体力活动缺乏与癌症有关系吗？

体力活动缺乏会增加乳腺癌、大肠癌和子宫内膜癌的发生风险。由于生活方式的改善，目前我国大多数人缺乏必要的体力活动和锻炼。在我国，死于肿瘤的男性患者中有 0.3%，女性患者中有 0.2% 与体力活动缺乏有关。通过增加活动量和锻炼身体能有效地降低癌症发生风险。

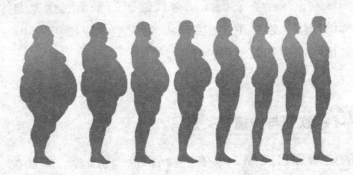

413. 如何通过锻炼和体力活动降低癌症风险？

我国将每周锻炼频率≥3 次，每次≥30 分钟定义为经常锻炼，未达到该标准的为偶尔锻炼。体力活动分为职业性体育活动、娱乐性体育活动和散步等。美国疾病控制中心推荐每周至少进行 150 分钟**中度有氧活动**，并至少进行 2 次全身肌肉伸展运动。

414. 什么叫肥胖？

肥胖一般通过体质指数（曾称体重指数）（BMI）进行评定，体质指数 = 体重/身高^2（kg/m^2）。根据世界卫生组织（WHO）定义，$25 \leqslant BMI \leqslant 30$ 为超重，而 $BMI > 30$ 为肥胖。研究表明该定义并不适用中国人，根据卫生部《中国成人超重和肥胖症预防控制指南》推荐标准，$24 \leqslant BMI < 28$ 为超重，而 $BMI \geqslant 28$ 为肥胖。目前中国肥胖和超重率在男性中超过 12%，而在女性中超过 17%。

415. 肥胖与肿瘤有关系吗？

研究表明肥胖与女性绝经后乳腺癌、大肠癌、子宫内膜癌、食管癌、胰腺癌、肾癌、胆囊癌等 20 多种癌症相关。肥胖人群与正常体重人群相比过量的脂肪组织会带来较多的激素和生长因子。高水平激素，如雌激素和胰岛素会增加部分肿瘤发生的风险。研究表明死于肿瘤的男性患者中有 0.06%，在女性中有 0.78% 与肥胖有关。

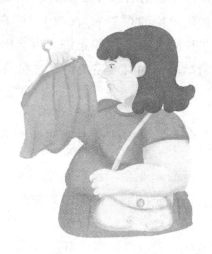

416. 如何通过控制体重而降低癌症的发生风险呢?

首先需要通过体质指数公式确定体重是否在健康范围内。对于部分人来说,将体重控制在理想范围内比较困难,或许首先应该调整生活方式,健康饮食,减少饮食量并积极锻炼身体,这样能先保证体重不再增加,随后逐步降低体重。体重的控制最终能降低癌症的发生风险。目前我国居民生活水平改善,越来越多的人出现超重和肥胖,同时我们应该从儿童做起,加强对学生的健康教育。

417. 生殖因素和激素与癌症有关系吗?

生殖因素、女性绝经期后激素替代治疗和口服避孕药与乳腺癌和卵巢癌的风险关系已经比较明确,在我国,死于癌症的患者中约0.18%与生殖因素和激素有关,这可能是因为我国绝经期妇女雌激素替代治疗约6.7%,仅约1.7%的生育期妇女采用口服避孕药避孕。为了预防乳腺癌和卵巢癌,母乳喂养期和生育期妇女应避免使用口服避孕药,同时应避免摄入过量雌激素。

418. 为什么有些职业容易患肿瘤?

部分职业会因长期接触致癌物质,而最终出现职业相关癌症。在我国确定的职业肿瘤有8种:①联苯胺所致膀胱癌;②石棉所致肺癌、间皮瘤;③苯所致白血病;④氯甲醚所致肺癌;⑤砷所致肺癌、皮肤癌;⑥氯乙烯所致肝血管肉瘤;⑦焦炉逸散物所致肺癌;⑧铬酸盐制造业所致肺癌。在我国死于癌症的患者中2.7%以上与职业性致癌因素有关。

419. 如何预防职业相关癌症？

职业相关癌症的预防措施包括通过有效防护降低职业性致癌因素暴露水平和接触机会、替代某些强致癌物、实施医学监护和药物预防等。同时，常规体检有助于早期发现这些肿瘤病变并及时治疗。

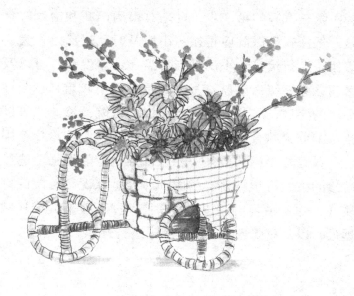

九、肿瘤患者就诊篇

420. 如何选择就诊医院？

选择医院是看病的第一步，也是对疾病诊断和治疗效果影响最大的因素。选择就诊医院应遵循：小病及时就近诊疗，大病选择二级、三级医院进行治疗。小病是指常见病、多发病，可以及时到就近的社区门诊或一级医院就诊。大病是指病情较重，诊断疑难，疗效不明显时的疾病，应及时选择二级以上医院就诊。二级以上医院根据收治范围分为综合医院和专科医院。综合医院诊疗范围广，分科齐全。专科医院专门从事某一病种诊疗，专业性强。选择二级以上医院就诊的患者可根据自身的时间、经济状况，医院的口碑，医院的性质（公立、民营），医院的级别、是否是医保定点医院、地理位置的远近，以及对服务的要求等因素进行选择。

421. 如何在医院选择就诊科室？

综合性医院多按照疾病系统和部位分类，专科医院多按照治疗方法和部位分类。患者可根据所患疾病的部位和归属系统选择就诊科室。但对同一部位或系统，同时存在内、外科不同科室治疗的问题。以肿瘤患者为例，未手术治疗的初诊患者，根据病变部位选择外科手术科室就诊，手术后的患者或不能手术治疗的患者可选择放射治疗或化疗科室。患者在就诊前可以通过电话或网络查询各医院门诊科室设置，选择正确的就诊科室，避免挂错号。

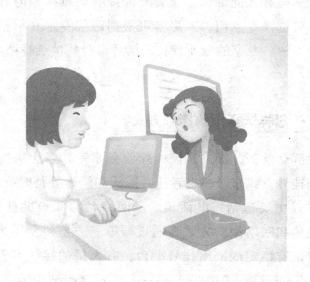

422. 如何做好就医前的准备？

二级以上医院门诊出诊医生在出诊时间内必须接诊大量的患者，很难有充足的时间详细解答每一位患者提出的全部问题。患者在就诊前最好做一些准备工作，提前梳理好向医生介绍的病情，需要问医生的问题，这样既可以节省时间，又可以避免因临时考虑而疏漏某些重要的细节。此外如果患者已在其他医院检查或治疗过，应将已有的检查结果和病历资料带全，以便医生的进一步诊断和治疗。

423. 如何选择医院的专家门诊？

目前多数医院都设立简易门诊、普通门诊、专科门诊、专家门诊及专业组门诊、特需门诊等，以满足不同层次的需求。建议初诊患者挂普通门诊，因为初诊时无论是专家门诊还是普通门诊医生，都要根据病情先让患者做相应的检验、影像检查，肿瘤性疾病还需要组织病理学检查才能确诊。患者复诊或有疑难疾病时并且检查资料完善者，可选择专家门诊。患者可根据医院专家介绍栏或网站上的专家介绍了解各专家的专业特长，结合自身病情选择适合的专家。

424. 怎样选择预约挂号方式？

为方便群众就医，提高医院医疗服务水平，各个医院均在开展不同的预约挂号方式来缓解患者挂号排队和候诊等待时间长的问题。预约挂号方式主要包括：电话预约、网络预约和自助挂号等方式。医院电话预约和网络预约方式多通过与第三方公司合作为患者提供方便，优点是有稳定的网络挂号平台，有大量的接线客服，解决了患者排队挂号的问题，但缺点是第三方公司客服缺少医学专业知识，患者在采取电话预约和网络预约前应了解医院的科室设置和挂号的号别。自助挂号是在医院挂号处、门诊大厅等显著位置放置自助挂号机，方便患者在医院就诊后预约下次就诊时间。患者应在就诊前了解就诊医院的预约挂号方式和预约挂号号别，合理安排时间挂号就诊。

425. 如何进行电话和网络预约挂号？

一般电话预约和网上预约挂号建立了统一平台并且采取实名制注册，用户首次预约必须注册就诊人的真实有效的基本信息。电话预约可根据人工提示进行医院、科室、号别的选择来预约挂号，网络预约根据页面显示进行预约挂号。在成功预约后，注册手机会收到预约成功和唯一 8 位数识别码的短信。患者取号时须在医院规定时间内，出示患者身份证和 8 位数识别码来取号。

426. 建立就诊卡、挂号须出示患者哪些身份证明的证件?

患者按规定必须用真实姓名挂号、就诊。凡到各医院就诊的患者需为实名制挂号,严禁使用非就诊患者的姓名建卡、挂号。在各医院办理就诊卡时,需出示患者身份证或户口本或驾驶证或老年证等有效身份证明进行建卡挂号。

427. 什么是银医卡?银医卡开展了哪些自助服务项目?

银医卡是银行和指定医院合作办理的联名卡,其具有普通银行卡的所有功能,还可以在医院网站预约挂号。银医卡开展的自助服务包括:自助缴费、自助检查报告打印、自助信息查询等项目。

428. 为何要建立正式病案?

各地均实施了使用门诊就诊手册,并在各医院都可使用。门诊就诊手册是由医生填写的,对患者每次就诊情况、各项检查和用药情况的记录。如果患者需要住院治疗,部分医院要求建立正式病案。患者根据各医院要求持患者身份证或有效证件填写病案首页建立正式病案。正式病案是对住院后患者病情和诊疗过程所进行的连续性记录。正式病案一般由医院病案室统一保管。

429. 做各项检查前需要做什么准备吗?

患者为确诊病情需做各种全身和专科检查。医院有些检查需要患者提前做好身体准备,例如血液检查前空腹,肠镜检查前需要提前做**肠道准备**和妇科 B 超需膀胱憋尿充盈等。患者可根据检查申请单或预约通知单上的要求做好身体准备。由于部分三级医院医疗资源有限，有些检查需要提前预约，患者可根据各医院要求合理安排时间就诊。

430. 查体时发现某项肿瘤标志物结果偏高，该如何挂号？

肿瘤的诊断不能单独依靠肿瘤标志物的检查，单次肿瘤标志物升高的意义并不大，只有动态的持续升高才有意义。如果体检发现某个或某几个肿瘤标志物持续升高，那么应提高警惕。肿瘤标志物在不同系统的肿瘤有不同的表现，如 CEA 常出现在肠癌、胃癌；CA199 常出现在肠癌、胰腺癌；CA153 常出现在乳腺癌等。如果出现升高，则需要根据肿瘤标志物提示的病变进行进一步检查。部分医院还设立防癌门诊提供体检异常结果的咨询。

431. 看病的一般流程是什么？

初诊患者→建立就诊卡、挂号→诊区候诊→医生接诊→填写病历本或建立正式病案→医生开具检查单/处方/住院证→检查/交费、取药/办理住院。

以喉癌患者就诊为例，一般流程：首次挂号（网上、电话预约或直接在医院相关科室挂号窗口挂普通或专家门诊号）→候诊→医生接诊，对医生讲述病情→医生根据症状体征做出初步诊断，填写病历本→申请下一步医学检查，如预约检查、化验→等待并及时查询各项结果→再次就诊。一旦怀疑喉内有新生物或肿物，纤维喉镜检查或**活检**则是必要的，患者在就诊过程中应配合医生，争取早日得到明确诊断和治疗。

如果需要转诊上级医院或其他医院，要注意带上已有的检查结果，如 CT、MRI 等影像检查胶片，喉镜检查图像及结果，如已取得组织病理结果，除了原医院的诊断结果外，还应当带上组织切片或标本，避免在新的诊疗医院就诊时因一些不必要的重复检查而延误诊疗时间，同时也增加患者的医疗负担。已经取过病理活检，不要再次取活检，以尽量避免或减少对肿瘤组织的多次机械刺激，除非原来的组织病理切片或标本由于各种原因不能获得明确诊断时，必要时可能需要再取活检。

432. 医院里发的传单可信吗？

不可信，候诊区里游散人员传发的传单都是非法广告，严重影响了人们的判断，误导、欺骗了很多急于求医的患者。这些广告所宣传的医疗手段不仅不能及时为患者解除病痛，反而增加了患者的经济负担，延误了病情的及时治疗。患者应清醒地识别违法医疗广告，谨防受骗上当。医院的宣传资料一般由佩戴医院标识的工作人员或存放在服务台、候诊区发放。

433. 在某医院没查出癌，喉癌症状却持续加重怎么办？

没有发现癌当然好，但是需要注意的是，喉肿瘤有时较小，较隐蔽或在喉邻近的下咽；食管有癌瘤时也有相似症状；在有些非专科医院由于条件、经验所限，有可能误诊或漏诊。如果感觉症状确实持续加重，应及时去上级专科医院进一步检查以排除喉癌或其他肿瘤的可能。

434. 肿瘤患者到医院复查需要准备什么材料？

因肿瘤为全身性疾病，患者复查需准备的材料包括血液、尿、便、B超、X线、CT、造影、MRI、PET-CT、腔镜、细胞学和病理等全身和专科检查的结果，然后由门诊医生开具需要检查的相应检查项目。如果患者在其他医院接受过治疗，复查时也需要准备以上近期的检查材料，包括其他医院的病理切片或蜡块，以备需要时使用。

435. 就医时，患者如何正确地向医生叙述自己的病史？

当患者到医院就诊时，听到医生的第一句问话通常是"感到哪儿不舒服？"，患者最好向医生描述来医院就诊的最主要原因，如："咳嗽、咯血3天"，医生会根据患者的叙述，初步判断出可能是呼吸系统的疾病而不是消化系统疾病。患者首先描述的就诊最主要的原因或最明显的症状或（和）体征等在医学上被称为"主诉"，主诉能够初步反应患者病情的轻重与缓急，可为医生判断疾病提供重要的诊断线索。

除"主诉"外，叙述病情时，还要详细描述起病的诱因和方式，如是否是受凉后出现的咳嗽、咯血，症状的发展和变化情况，有没有其他伴随症状，是"新病"还是"老病"复发，用过什么药，效果如何，以及食欲和大便、小便状况等。既往是否患有其他疾病，如高血压、肝炎、结核病史，以及对某种药物有过敏情况等都要告诉医生。此外，如果家族成员患有某种肿瘤，尤其是恶性肿瘤都应该告诉医生。据统计，单单依靠患者的主诉及病史，医生就能对60%的患者做出正确的诊断，可见临床表现是对疾病诊断的重要依据，正确地叙述病史非常重要。

436. 复诊时，患者如何向医生反馈自己的病情变化？

再次就诊的患者应向医生详细描述前一次就诊后的病情变化，尤其是治疗后的病情是否有好转，服药后有什么不良反应等情况。某些患者经过治疗后有些实验室检查的结果以及影像学检查结果也会有所改善，复诊时应带上这些检查结果及影像学资料，这将有助于医生制订下一步的诊疗计划。

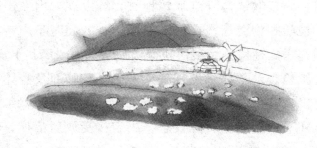

十、典型病例

病例一

李某某，男，57岁，文艺工作者，北京人。于1984年出现声音嘶哑，开始轻微，因职业关系而未太在意，休息、口服中药1月余未见明显缓解，声音嘶哑持续，音哑加重，于北京某医院耳鼻咽喉科门诊检查，间接喉镜与纤维喉镜检查，均发现喉内左声带表面不光滑，有颗粒状肿物突起，在纤维喉镜检查的同时于声带表面肿物咬取小块组织送病理检查，很快获得病理结果为"鳞状上皮癌"，住院进一步仔细检查，颈部未发现肿大淋巴结，肺部及身体其他部位检查也没有发现其他肿瘤情况。因此临床诊断：喉鳞状细胞癌，声门型，$T_1N_0M_0$。由于职业特殊要求，决定接受放射治疗，将近两个月放疗结束，放射剂量6000cGy，再做纤维喉镜检查，肿瘤基本消退，声音嘶哑逐渐好转。出院后继续上班工作，并坚持每3个月来院复诊检查，恢复状况良好。一年后再次出现声音嘶哑并加重，检查发现肿瘤复发，并且声带固定，肿瘤从喉黏膜下浸润及声门上、下区域，再次经放疗科与头颈外科、化疗科联合会诊研究讨论后决定实施全喉切除治疗方案。患者入住外科，接受了全喉切除术。两周后伤口痊愈出院。

该患者参加了无喉者发音训练班的发音训练学习，1个月后便掌握了发音技巧，基本满足与家人、同事或社会简单交流的需要，取得了满意的效果。而且还曾一度恢复了他一生珍爱的文艺工作。1990年以来他作为发音学习班的义务教员，坚持十几年辅导帮助其他喉癌无喉患者学习发音。喉癌手术后治愈，长期复查无复发。2009年5月9日由于肺部其他疾病去世，终年82岁。

病例二

张某某，男，50岁，北京顺义人，乡镇基层干部。约30年吸烟饮酒史，最近因咽痛一个月，伴间歇咳嗽、痰中带血丝，发现左颈部包块，于2000年来医院就诊。门诊检查发现左颈上部可触及一肿块，肿块3cm直径大小，稍硬，不痛，间接喉镜检查发现喉内左侧有一肿物表面不光滑，进一步纤维喉镜检查发现喉左侧室带肿物向下方累及声带，声带固定，喉腔外侧壁为下咽内壁，黏膜也呈结节状隆起。同时纤维喉镜下咬取喉内肿块组织病理检查，结果证实为"喉中分化鳞状细胞癌"，结合CT、B超及胸部X线片等检查，临床诊断：喉癌，分期$T_3N_1M_0$。经外科与放疗科联合会诊后决定选择手术加放疗综合治疗方案，先期收入头颈外科治疗。住院后进一步完善必要化验检查后，准备手术治疗，讨论手术方案时由于肿瘤可能侵及声门下，部分喉切除保留喉功能的手术很不安全，考虑到充分切除喉肿瘤的前提下又尽可能让患者获得发声功能，医生决定用近全喉切除的手术方法，同时进行颈**淋巴结清扫术**，最后手术如期进行，也顺利恢复，患者如期出院，1个月后堵住颈部气管瘘口可以流畅地说话交流。术后5周左右转放疗科继续按治疗计划接受了放疗，约一个半月，该治疗方案结束。患者已戒除烟酒。约半年后患者感觉恢复良好，继续主持乡镇工作，经常在大、小会议上照常主持和发言报告。患者每半年或一年到医院复查，已连续12年，无肿瘤复发，生活健康乐观。

病例三

杨某某，女，38岁，黑龙江大庆人。银行职员，酷爱唱歌和音乐。于2004年3月因"感冒"后自觉嗓子不适，有些嘶哑，两周后感冒已愈，但仍觉声音还间歇嘶哑，平常喜欢的卡拉OK也不能参与，自己买了"清音利嗓"的中成药服用，1个月过去了仍不见好转，似乎还有加重，去当地医院耳鼻咽喉科看病，经检查发现右侧声带有结节状小肿物，建议手术，患者十分紧张，很快到三级甲等肿瘤专科医院进一步检查。在门诊很快进行纤维喉镜检查发现右声带黏膜不光滑，中部有颗粒状结节样肿物，同时取了少许肿块组织送病理检查，发现鳞状癌细胞，呈原位癌改变。颈部及其他部位检查无进一步发现。临床诊断：声门型喉癌，$T_1N_0M_0$。建议她住院治疗。根据患者喉癌的情况，医生提供给了患者两个治疗效果相近的方案，一是手术治疗，包括内镜手术。另一个放射治疗，二者各有利弊，前者治疗效果略高于后者，但发音质量影响可能较后者要大，患者根据自身情况，迫切希望能保留原来的嗓音，因此选择了放射治疗，医生同意，患者接受放疗，放疗70Gy后治疗结束，喉镜检查声带略有水肿外，肿瘤完全消失。两个月后嗓音恢复如初。下班后同事们又能常听到她美妙的歌声了。患者经常回院来复查，至今已8年，目前尚未发现肿瘤复发迹象。

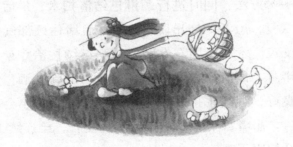

十一、名家谈肿瘤

增强"自我科学抗癌"意识

陆士新，著名肿瘤病理生理学专家，研究员，中国科学院院士

癌症已成为我国人群死因的首位，具有发病率高、死亡率高、治疗费用高等特点，因此，人们"谈癌色变"。目前，学术界普遍认为对癌症不要恐惧而要防治，癌症是"可防可治"的。肿瘤防治的关键仍然是要坚持以人为本、自我抗癌，实施预防为主、防治研相结合，大力做到肿瘤防治"三早"，即早期预防、早期诊断和早期治疗；"三早"是癌症"可防可治"的核心和基础。世界卫生组织也强调：三分之一的癌症是可以预防的，三分之一的癌症患者通过早期诊断并得到合适的治疗是可以治愈的；三分之一的癌症患者通过治疗，可以减轻痛苦，延长生命。人群的自我抗癌意识和信念至关重要，因为如无自身防癌意识，接触致癌因素而不自知，一旦患上癌症已成晚期，延误了病情。

控制癌症应当以早期预防为主，我们究竟应该怎样做才能实现"三早"呢？首先，我们要积极增强"科学自我抗癌意识"，注意在生活中远离致癌因素，并积极做到合理营养、适当运动、戒烟限酒、心理平衡等健康生活方式，自我预防癌症发生。近二十几年来，在我国食管癌、肝癌、胃癌等肿瘤高发区所进行的病因学调查研究的基础上，开展了国际上最先进的大规模人群预防研究，现在已取得可喜的成果，树立了癌症"可防"的典型，并增强了我们对癌症可

以预防的信心。

癌症的发生发展是多阶段逐渐演变的过程，在癌前病变和早期癌阶段就进行治疗是可以不发生癌症或可以被治愈的。什么是癌前病变呢？癌前病变是指人体组织中某些细胞在人体内外环境中的物理、化学、生物以及慢性炎症等刺激因素长期不停地作用下，细胞形态和分子组成发生有变成癌趋向的病理变化，再经过一段时间后，这种病变的一部分或少部分可能发展演变成癌。但是，癌前病变患者在去除物理、化学、生物以及慢性炎症等刺激因素，或给予化学干预（治疗），癌前病变可以被逆转为正常。"癌前病变"发展成侵袭性癌的过程一般需要 10 年左右的时间。如在林县我们发现食管上皮重度增生的人，经增生平治疗可以逆转为正常，成功阻断了重度增生上皮演变成癌。因此，预防及治疗癌前病变，对预防肿瘤有着积极意义。

癌前病变和器官组织的炎症与不典型增生密切相关，炎症往往伴随细胞重度增生（不典型增生，原位癌），我们已知的一些病变如：食管上皮重度增生、胃的瘢痕性溃疡、萎缩性胃炎、胃息肉、慢性支气管炎、肝细胞不典型增生、宫颈糜烂或息肉、乳房囊性腺病、乳腺导管内乳头状瘤、溃疡性结肠炎、结肠腺瘤及结肠息肉、膀胱黏膜上皮增生及化生、鼻咽部柱状上皮及不典型化生等都可视为癌前病变，上述的癌前病变的长期存在与发展就可能转变为癌症。因此，个人应积极治疗器官组织的炎症和严重增生性疾病是预防癌症的重要措施。

在生活中，我们究竟应该怎样做才能实现肿瘤的"早期发现，早期治疗"呢？首先，进行自查，要早期发现癌瘤，除医生的检查外，自我检查也是非常重要的。如乳腺癌等往往是自查发现肿块的，所以要经常进行自我检查。除自查外，要重视每年正规体检，体检也是"早期发现"癌瘤的重要途径。癌瘤"早期治疗"是非常重要的，它直接影响患者的生存；有研究表明：肿瘤大小与手术后生存率密切相关，肿瘤直径越小相对生存率就越高，肿瘤直径越大相对生存率就越小。一旦发现肿瘤应及早到医院进行规范化治疗。但治疗肿瘤也不是什么治疗手段都用上才好，要防止"过度治疗"。

普及癌症知识是预防癌症的重要手段。在癌症防治工作中，要有更多的有关癌症方面的科学普及读物问世，以利于群众增强"自我科学抗癌"意识，来改变癌症不可预防和无法治疗的观点，并积极行动起来，做到"三早"，控制和预防癌症。

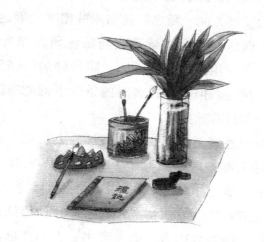

五十年来我国肿瘤防治工作的发展和体会

孙燕，著名肿瘤内科学专家，主任医师，中国工程院院士，中国医学科学院中国协和医科大学名医

回顾半个多世纪我国临床肿瘤学的发展，真有些沧桑之感。新中国成立初期，由于当时卫生的状况，肿瘤学不被重视。直到建国10年以后我国才开始重视肿瘤问题，并启动了比较全面的规划、建设和研究。我有幸在1959年调入肿瘤医院（当时称日坛医院），正好参加我国几位临床肿瘤学元老，吴桓兴教授（时任中国医学科学院肿瘤医院院长）、金显宅教授（时任中国医学科学院肿瘤医院顾问）和李冰教授（时任中国医学科学院肿瘤医院党委书记兼副院长）的领导下对我国临床肿瘤学的发展进行的讨论，并制定了以综合治疗为模式的发展方向。随之，就临床肿瘤学发展达成4项共识，即预防为主、中西医结合、基础研究与临床研究结合、综合治疗。虽然在今天，综合应用现有手段诊断、防治肿瘤已经深入人心，为国内外学术界所接受，但是这在当时的条件下就能准确把握总攻方向还是难能可贵和具有远见的。

在十年浩劫中肿瘤工作受到极大破坏。人员被下放，甚至连苦苦积累的病理标本都被埋掉。但在1972年周恩来总理冲破"四人帮"的阻挠，对肿瘤工作做出了重要指示：肿瘤是多发病、常见病；应当深入调查摸清我国的发病情况，并采取预防措施；结合我国具体情况和实践经验编写我国自己的参考书；大力开展高发区研究等等，明确了我国肿瘤学前进的方向，也成为我们开展工作的重要指导原则。

改革开放以后，我国临床肿瘤学事业得到了飞速的发展，各省

市都建立了肿瘤医院，很多综合医院也成立了肿瘤科，研究工作也得到发展。

肿瘤内科治疗也已经有了很多进展，相当多的常见肿瘤，如滋养细胞肿瘤、急性白血病、睾丸肿瘤等，已经可以通过内科治疗达到根治；另一些常见肿瘤，如乳腺癌、肺癌、大肠癌、胃癌和骨肉瘤等，内科治疗也都占有相当重要的地位。此外，我们在肿瘤治疗理念方面已经有了很大进步，例如多种方法和途径的综合治疗、加强预防术后播散，特别是远处转移的内科辅助治疗研究、重视生存率和生活质量的提高等。

近10年来，不断有新的针对肿瘤受体、调控和生长关键基因的靶向药物问世，从分子、受体、信号传导等方面的研究把病因、预防和治疗很好地连贯起来。分子靶向治疗虽然在现阶段还不能完全替代传统的手术和放化疗，但其重大意义在于可以使治疗更具靶向性，更好地实现治疗个体化。而根据肿瘤的分子靶点决定治疗方案的策略与我国传统医学理论中的"辨证论治"和"同病异治、异病同治"不谋而合。靶点的诊断必然会成为未来肿瘤诊断以及个体化治疗方案制订的必要步骤。对患者的靶点监测也应该受到重视。

我们已经开始思考什么是我国临床肿瘤学的特点，其中包括：中西医结合，辨证论治——提高预见性；同病异治、异病同治——实现有的放矢；循证医学、规范化、个体化；扶正祛邪——重视宿主情况、基础疾病、免疫和骨髓功能重建等；治未病——重视预防、重视防止复发；以人为本——重视生活质量和远期结果等等。

最近，美国著名临床肿瘤学家 DeVita 在一篇题为"癌症研究200年"的文章中系统复习了有关肿瘤诊疗的进展情况。可以看出近百余年来人们对肿瘤的认识已经有了长足的进展和提高。在20世纪70年代由于综合治疗，儿童期白血病和霍奇金病的疾病特异性死亡率开始显著下降。在引入常见癌症（例如乳腺癌和结肠癌）的更好早期诊断和预防措施以及有效辅助治疗之后不久，总死亡率开始下降。所有癌症的 5 年相对生存率在通过《国家癌症法案》之前的 20 世纪 60 年代末为 38%，而现在为 68%。在美国，癌症总死亡率从 1990 年开始下降，自此以后总体已下降 24%。对 2015 年的直线推测提示，癌症死亡率的总绝对下降将约为 38 个百分点。所以，我们对制服肿瘤的前景应当是乐观的，但这无疑需要几代人艰辛的努力。

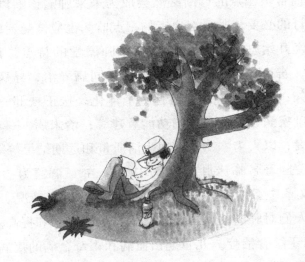

少吃多动　预防肿瘤

程书钧，著名实验肿瘤、肿瘤化学和遗传毒理学专家，研究员，中国工程院院士

科学研究表明，终身维持健康的体重是预防肿瘤最有效的措施之一。超标体重和过于肥胖，会促进某些肿瘤发生，包括食管癌、胰腺癌、结直肠癌、肾癌、子宫内膜癌和绝经后的乳腺癌。肥胖是这些肿瘤发生的非常重要的促进因素。肥胖和体重超标还会增加许多慢性病（如高血压、脑卒中、冠心病和 2 型糖尿病）发生的机率。肥胖会影响许多激素和生长因子的水平，肥胖人群胰岛素样生长因子 1、胰岛素和瘦素水平均升高，性激素在肥胖相关肿瘤中也起重要作用，因为脂肪组织是性激素合成的重要场所，性激素水平过高可使子宫内膜癌和绝经后的乳腺癌发病率增高。肥胖者常伴有轻度炎症状态，脂肪细胞会产生一些促炎性因子，而慢性炎症会促进肿瘤发生。因此避免肥胖在肿瘤预防中占有重要地位。

如何避免肥胖？关键在少吃多动。美国有个诺贝尔生理和医学奖获得者 Brenner 讲过一段有趣的事，他说，人在古代的时候，因为生活环境很艰苦，吃的东西很不够，主要靠打猎为生，所以他老是到处要找吃的。多少年、多少代传下来的人就是那些有很强吃的欲望的人，他们下丘脑逐渐形成老想吃的兴奋灶，这就是我们现代人为什么老想吃的原因。可是到了今天，诸位吃东西用不着像古代那样去找了，古代是找到什么就吃什么，现在你家里伸手就拿得到东西吃，可是我们大脑的兴奋灶还在那里，还叫我们吃、吃、吃，其实你肚子一点都不饿，只是为了满足这个兴奋灶，你就老要吃，没有事的时候要吃，看电视也要吃，造成你营养过剩。储存过多的营

养的最佳方式就是把它转化成脂肪（而不是蛋白质和碳水化合物），这种储存的能量可以很好去应对饥饿，这在古代艰苦的条件下是十分必要的，因此，过度营养转成脂肪而导致肥胖也是进化选择的结果。

导致超重的原因除吃的过多外，另一个原因就是体力活动太少。因此，合理必要的体力活动是极其重要的。研究表明，合理的体育活动，对预防和降低结直肠癌、乳腺癌、子宫内膜癌、胰腺癌、肾癌等都有良好作用。少吃多动，保持健康的体重和避免肥胖能预防和降低包括肿瘤在内许多慢性代谢疾病的发生，这是有深刻的科学道理的，是迄今为止科学上证明了的最有效的办法。人们生来就有点爱吃不爱动，我们懂得上述的科学道理后，就需反其道而行之。为了你的健康，预防肿瘤，少吃多动。

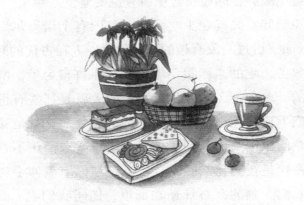

什么是喉癌？怎么得的？
治疗后还可以说话吗？

屠规益，著名头颈外科学专家，主任医师，中国医学科学院中国协和医科大学名医

头颈部各类重要器官汇集（包括面部、眼、鼻及鼻窦、口腔、咽喉、气管、食管及颈部甲状腺等），一个器官的肿瘤很容易波及、影响其他器官，造成治疗困难。头颈部恶性肿瘤的总体发病率不高，据世界各地统计，一个地方每年每十万人中只有 20~30 例头颈部恶性肿瘤患者。我国头颈部恶性肿瘤中鼻咽癌最多，占第一位，有我国的民族特点。喉癌占第二位。我国南方每十万人口中每年有喉癌 3 例，而北方每年每十万人口有 5 例。这是由于北方、尤其东北地区吸烟人多（旧时东北人，即使女性，从幼年即开始抽长形烟斗，现在改过滤嘴香烟了）。东北冬季冷，在屋内时间长，空气污浊。北方人习惯饮白酒，烟草加白酒有协同作用，容易造成喉癌及下咽癌。因此，人们应该戒烟，少饮酒。

喉在上呼吸道中占重要地位，其主要功能有：①呼吸调节，空气入肺，输入氧气；②用喉发声，对话、唱歌、交流人际思想感情；③吃东西时食物从咽部进到食管时，喉入口同时自动关闭，不让食物进入气管，保护下呼吸道，免除感染或堵塞，利于新鲜空气吸入，气体交流。

根据肿瘤发生部位，医师们把喉癌分三类，即声门上型、声门型和声门下型。各有不同症状及发生发展过程，对治疗反应也不同。喉癌发病年龄多在 40 岁以后，男性居多。发病时有音哑、喉内不舒服、刺激性咳嗽、喉内痛，疼痛可反射至同侧耳内深处（由同侧喉

上神经反射至迷走神经，上到耳内），这是声门上型喉癌的一个特点。一半左右患者就诊时同时有上颈部或颈侧淋巴结转移肿大，这是喉癌的中晚期征象。诊断上用喉镜（内镜）、或 CT、或磁共振（MRI）扫描即可看到肿瘤部位，给予确诊，设计治疗。开始治疗前需要专科医师从喉内取标本进行病理检查证实。尽可能不从颈部取组织**活检**。

Ⅰ期及Ⅱ期喉癌，即早期肿瘤尚没有向深部组织侵犯时，可以用以下三种方法治疗：①经口腔用内镜，用激光烧灼治疗；②从颈部用放射线治疗；③从颈部开放手术切除喉内肿瘤。三者治疗方法各异，但疗效相同，治疗后患者 5 年生存率均在 90% 以上，喉功能恢复好，基本正常。内镜下激光治疗费用少，治疗应用时间短，应该是第一选择。但是，在内镜下操作需要医师对喉癌有丰富的治疗经验，具有精确的肿瘤范围判断及烧灼肿瘤的技术。否则，手术后复发率高，不利于根治肿瘤。

喉癌病变有深部侵犯时即为Ⅲ期或Ⅳ期病变。只用放射治疗难以控制，需要手术或手术前后加用放疗、化疗。喉癌晚期病变手术治疗结果大体有两类：一类为喉全切除术，喉组织已经被肿瘤组织破坏，无法保留。喉全切除术后，患者只能经口进食，无法用嘴及口腔说话。但医护人员可以重新训练患者，利用食管吸入气体来发声。中国医学科学院肿瘤医院已经成功地训练了数百个无喉者重新恢复语言，可以进行人际交流。有些喉癌患者尚留有一部分正常喉组织，可以利用这部分组织来修复一个可以呼吸、语言的基本正常的喉头。这就是喉部分切除术。近年来随着科学技术的发展，患者 5 年生存率可以达到 60%。

化学药物治疗喉癌近年来兴起。但化疗单独应用治疗头颈部肿瘤还没有达到根治肿瘤的效果，目前多用于配合提高放疗疗效。由于肿瘤对放射线反应不一，化疗可以协助治疗部分对放射线敏感的肿瘤，减少肿瘤负荷，提高疗效。

　　头颈部肿瘤发病率低，相对的患者较少；医师难以积累经验，提高专科服务水平。这是患者求医时需要特别注意的一个问题：了解你去的是否有专科或专科医院，有多少头颈专科医师？头颈肿瘤外科形成专业和发展不到100年的历史。现在我国还没有建立专科医师审核制度，外科医师似乎可以随时用刀治疗全身各处肿瘤，这是不对的。这是我国医学制度尚不健全的表现。没有头颈肿瘤专科训练，是没有资格为头颈肿瘤患者服务的。一般综合性医院的医师常常不是某一科的专家。患者有病不能乱投医，有头颈部肿瘤时需要找头颈肿瘤专科的专业医师看病。

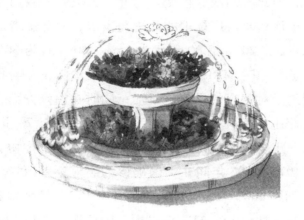

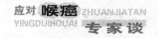

对癌症治疗的一点看法

殷蔚伯，著名肿瘤放射学专家，主任医师，中国医学科学院肿瘤医院放射科首席专家

一、癌症不再是不治之症

20 世纪初肿瘤患者的 5 年生存率只有 5%，身患恶性肿瘤几乎就等于死亡，因此人们谈癌色变。为此，人类开始致力于攻克肿瘤的研究，由于诊断及治疗技术的改进与发展，癌症患者的 5 年生存率在不断地提高，20 世纪 30 年代为 15%，60 年代为 30%。近半个世纪以来，随着 CT、MRI、PET-CT 等各种诊断设备与技术的应用与提高，促进了对肿瘤的早诊、早治；同时在治疗方面，无论是手术、放射治疗还是药物治疗都有了飞速的发展，至 20 世纪 90 年代肿瘤患者的 5 年生存率提高到 45%。2012 年美国癌症协会发表统计报告显示：1975~1995 年间在美国确诊的癌症患者治疗后 5 年生存率为 49%，而到 2001~2007 年提高至 67%。由于绝大多数肿瘤复发与转移发生在癌症诊治后的 5 年以内，因此医学上用 5 年生存率来表示癌症的治疗效果。对肿瘤患者来讲，生存超过 5 年以后再次出现复发或转移的机率就已经很低了，因此，5 年生存率常常也代表着治愈率。现在我国诊治癌症的水平与国外大体相当。我们有理由相信癌症的治疗结果将来会更好。所以说癌症不再是不治之症。

不同部位的癌症治愈率有所差别，一般来说，表浅的癌症较深部脏器的癌症治愈率高，如女性乳腺癌、子宫颈癌、男性前列腺癌等治愈率高，而肺癌、胰腺癌等的治愈率相对较低。同一种癌症的早期与晚期的治愈率也不一样。早期乳腺癌、子宫颈癌、男性前列腺癌等患者的 5 年生存率可达 90% 以上，显著高于晚期患者；即使是**预后**差的如肺癌、食管癌也同样是早期患者的生存率显著高于晚期。所以我们倡导早期发现、早期诊断、早期治疗。当有异常发现时应尽早去医院检查。现在不少医院开展了防癌普查服务，可定期去检查。

二、癌症不是急诊

著名的肿瘤学家吴桓兴教授不断的告诫我们癌症不是急诊，他的意思是不要一诊断癌症就仓促治疗，而是强调在治疗前应进行必要的检查，制订周密的治疗方案。因为癌症的首程治疗至关重要。首程治疗不当，往往很难补救。他形象地比喻为就像剪裁衣服一样，裁的不好，很难补救。当然，患者被诊断出癌症后必然很着急，但要沉着，进行必要的检查，有时需要多学科的会诊后再进行治疗。精心地战前准备是取得胜利的重要保障。

三、现代的肿瘤放射技术

放射治疗学发展虽然已有 100 余年的历史，但较医学发展史而言，其历史短，不为人们所熟知。作为一名放射治疗科的医生，我愿意介绍一下现代的放射治疗学。放射治疗主要用于治疗恶性肿瘤，是治疗恶性肿瘤的三大主要手段之一（即手术、放射治疗及药物治疗）。早期放射治疗是通过放射性同位素^{60}钴产生 γ 射线或由直线加速器产生高能 X 射线和电子线来完成，也叫二维放射治疗技术，照射范围只能产生不同大小的长方形和（或）正方形**照射野**。但肿瘤生长的范围并不规则，放射治疗在杀灭肿瘤的同时，大量的正常组织也受到损害，导致了相应的放疗并发症。同时，为了避免对正常组织及器官产生不能接受的并发症，有时不得不减少照射剂量，致使肿瘤局部控制率下降或照射治疗后肿瘤复发率增加。

由于影像技术及电子计算机的发展，放射治疗从二维走到三维及四维治疗技术，即三维适形放射治疗、调强放射治疗、影像引导下放射治疗及自适应放射治疗等。换句话说，更准确、更精确的照射，能更好地照射肿瘤、同时更少地照射周围正常组织，其结果是提高肿瘤的治愈率，降低对正常组织的副反应。这些新技术的优势在一些肿瘤的治疗方面表现突出，如头颈部癌、前列腺癌等等。同时，这些新技术带来的是要在治疗前作更多细致的工作，如先行 CT（或 PET-CT）定位，在 CT 图像的每一层面上勾画肿瘤及一些正常器官，要用计算机软件即治疗计划系统计算出最合适的方案，因而放射治疗准备的时间相对较常规放射治疗长。近年来，发展的立体定向放射治疗，对一些小的肿瘤能治愈而无显著的副反应，如早期非小细胞肺癌等。但应该指出的是，如同所有的治疗方法一样，放射治疗也有其局限性，它也不能治疗所有癌症，需要结合每种癌症的特点，联合手术、药物治疗等方法综合治疗进一步提高疗效。

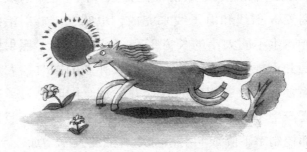

面对癌症作战的现代策略

储大同，著名肿瘤内科学专家，主任医师，中国医学科学院肿瘤医院内科首席专家

一、癌症的发生发展规律

在我们每个人的身体里，实际上都存在着不同的突变细胞。一旦身体的免疫监视功能不能发现、攻击这些突变细胞的时候，它就会由一个变两个，两个变四个，四个变八个，呈指数级增长，在很短的时间内就能变成肿瘤。直径1.5厘米的一个球形结节就已含有35亿癌细胞（$3.5×10^9$）了。这时候就可以被螺旋CT、核磁共振扫描、PET/CT等先进的仪器发现了。大家想想35亿癌细胞是个很大的数量！一些患者来就诊时已是癌症晚期，肿瘤细胞的计数远远超过这个数量，甚至能按斤计，肿瘤细胞数长到12次方，人就牺牲了。我们平常治疗肿瘤怎么治？早期可以切除，争取治愈。但当肿瘤细胞数量到11次方时已经转移得到处都是，没有切除的机会了。这时就应该使用有效的全身治疗手段，如化疗、靶向治疗、生物免疫治疗等，把肿瘤细胞的数量杀到10^9数量级以下，再想法不让它抬头。如果原发肿瘤在肺，我们称之为肺癌，可能转移到肝脏，也可能转移到骨头、转移到脑部。但是这里应该走出一个误区，癌细胞转移到肝脏的时候不能叫肝癌，只能说是肺癌的肝转移，以此类推。转移到全身各处以后，癌细胞总数量达到11、12次方时那是非常晚期的，因此，我们特别强调，肿瘤要早期发现，早期治疗。

二、不要谈化疗就色变，你有机会重振免疫力

一旦到了晚期，是否就完全不能治愈，就只能放弃了？当然不是！其实，得了肿瘤，打仗的战略设计非常重要！怎么掌握好治疗

手段-肿瘤组织-机体免疫力的三点平衡是一个极其重要的方面。很多人一听化疗都谈虎色变，觉得不能做。实际上我们要分析，肿瘤能够抑制机体免疫功能，肿瘤发展得越严重越抑制免疫功能！反过来，免疫功能提高了也能抑制肿瘤。比如放疗和化疗，既能够攻击肿瘤，对自己的免疫功能也是打击。所以治疗中机体的免疫功能跟治疗手段、肿瘤之间是三点平衡的关系。你不能光看放、化疗对身体的伤害。肿瘤被消灭以后，肿瘤对免疫功能的抑制就自然而然解除了。而放、化疗结束后它们对免疫功能的伤害也立即解除。所以我们任何一位患者在治疗时一定要把三点平衡的关系分析好。手术作为重要的治疗手段把肿瘤的大本营切掉，肿瘤细胞的数量急剧下降，对免疫功能的抑制一下子就被解除了。这时候再用放疗、化疗，进一步消灭残存肿瘤，虽然对免疫功能可能造成一定程度的暂时性抑制，但把肿瘤消灭以后，使肿瘤细胞的数量更进一步减少，这样肿瘤对免疫力的抑制更进一步得到解放。细细掂量如果用各种手段把转移灶中癌细胞总数减少到 3.5×10^9 以下，身体是完全有机会恢复免疫功能的！

三、利用高科技时代优势与肿瘤长期和平共处

对癌症作战的现代战争是建立在常规武器和信息网络系统高度协同配合的战略设计之上的。即科学合理地将手术、化疗、放疗与生物靶向治疗、免疫治疗、中医药治疗等有机地结合，达到全歼肿瘤并长期压住肿瘤的发生细胞（干细胞），使其永不抬头。之所以很多人的晚期肿瘤被治愈，就是因为将肿瘤细胞数量消灭到 35 亿左右后，再通过各种手段压住肿瘤干细胞并将免疫功能恢复到患肿瘤之前的状态。这时候残留肿瘤细胞的数量和机体免疫功能实际上已经达成了一个新的平衡状态。而这种平衡状态，在分子靶向治疗的时代，你如果有能力、有信心去努力，在医生的帮助下是完全可以争取实现的。也就是说，到那时你的机体与肿瘤已经成了长期和平共处的双方，而这种状态经过努力完全可能持续一辈子。

分子靶向治疗是近年来的新生事物。由于科学家们发现了很多癌基因能驱动肿瘤的生长，因此就把它们叫做驱动基因。可喜的是也有很多新药能针对这些基因起到抑制作用，有效率都能在50%~70%，控制率都能达到80%~95%，均远远超过化疗。目前临床常用的分子靶向药物也已经有十几种。即使没有驱动基因存在的肿瘤，用一些影响微环境的靶向药物把它们的信号传导通路阻断，也能配合化、放疗作战而大大提高它们的疗效。

国际上有资料显示有些老人去世时不是因为肿瘤死亡，而是因为糖尿病、心血管疾病等原因。但在做尸检时却发现这些老人中很多人患有乳腺癌、前列腺癌等恶性肿瘤，但他们并不是死于癌症，而是死于其他疾病，这些人体内的癌细胞恰恰处于35亿左右的数量。这说明什么问题呢？说明他们生前有能力长期与这些癌症抗衡，达到一辈子和平共处的目的。在当代高科技发展的分子靶向治疗时代，就更具有做到这点的物质基础了。展望未来，让谈癌色变即将变成历史吧。

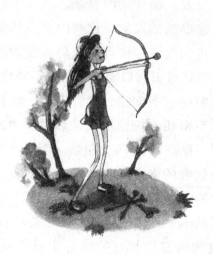

防治肿瘤，从改变自己做起

唐平章，著名头颈肿瘤外科专家，主任医师，中国医学科学院肿瘤医院前院长

说起肿瘤，大家心里不免咯噔一下，说是"谈癌色变"恐怕也不为过吧。虽然目前对肿瘤的诊治水平已经有很大提高，总体上一半以上的恶性肿瘤患者能够被治愈，但离彻底攻克它还有很长的路要走。下面结合我个人30余年的临床经验，就肿瘤预防、诊治谈一些自己的看法。

肿瘤有恶性和良性之分，良性肿瘤一般不会对生命造成太大损害，恶性肿瘤也就是我们通常说的癌症。癌症是人体生长到一定时机体细胞发生转化引起的肿瘤，生长不受限制而且容易出现转移，即使治疗后也可能复发。癌症病因复杂，其发生有些协同因素，它们或单独引起或加速癌症的发生。这些因素包括烟酒刺激、电离辐射、不当的生活方式和饮食习惯等。预防癌症的第一步就是减少这些因素的刺激。如吸烟可引起口腔癌、喉癌、肺癌等多个脏器肿瘤，过量饮酒可引起口腔癌、下咽癌、食管癌等，而长期食用腌制食品和食管癌的发生关系密切。特别是大量烟酒刺激，临床上可见有的患者每天喝半斤到一斤酒，吸1~2包烟。下咽和食管黏膜在长期刺激下发生病变导致癌症的多点发生。电离辐射虽然普遍存在于我们生活当中，如医院的X线检查、CT、核素扫描、家庭装修中的不合格石材等，我们也基本上不会想到过多接触会对自身造成什么影响，但甲状腺癌、白血病的发生与它的确有明显关系，尤其是对胎儿、儿童影响最大。1986年，前苏联切尔诺贝利核事故就是个例证，事故发生后的二十年间，该地区周边儿童的甲状腺癌发生率升高了几

十倍。还有不良的饮食习惯，如吃饭太快、经常吃烫得食物、偏食、不爱吃水果等，均会对上消化道黏膜产生不良影响。预防癌症，还要保持健康向上的生活态度，经常锻炼身体，培养乐观的心态。积极乐观的情绪可以调节因压力而分泌的皮质醇和肾上腺素等激素的水平，增强机体免疫力。而有积极乐观心态的人身心更健康，死于心血管疾病的机率更低，肺部功能也更健全。预防癌症，应当定期体检，做到早诊、早治。有些癌症也有一定遗传性和家族性，癌症患者的子女较普通人得癌的机率更大，因此应当定期**筛查**，发现后尽早处理，治疗效果也会比较理想。

如果已诊断明确是癌症，应当如何应对呢，有四点建议提供给大家：

首先，建议初次就诊患者应当在有肿瘤治疗经验的正规医院就诊，切莫病急乱投医。对肿瘤的初次治疗十分关键，但由于国内医疗条件地区差异较大，不规范治疗屡见不鲜，患者可能因此而遭受多次治疗的苦痛，疗效一次比一次差。此外，误信游医、偏方、小广告，这些常常含有"包治""不用手术、放化疗""即刻缓解痛苦""祖传秘方"等诱人宣传，经常散布于医院周围，不仅给上当者造成经济巨大损失，更重要的是贻误最佳治疗时机，早期变晚期，能治疗的变成不治之症。目前治疗肿瘤的主要方法包括手术、放疗、化疗、分子靶向治疗等，主要根据患者的个体状况，肿瘤的部位、类型、分期采用不同的治疗方法。如早期喉癌可采用单纯手术、单纯放疗或激光治疗的方法，而晚期喉癌应用手术和放疗相结合的综合治疗；绝大部分甲状腺癌可单纯手术治疗，无需放、化疗，如病变侵犯广泛时可在甲状腺全切除后行^{131}I核素治疗。不同肿瘤均有一定的诊治规范，我院的综合查房制度更加保证这些患者得到个体化、科学、合理和有效的治疗方案。综合查房制度是我院针对复杂、疑难或需要多学科共同讨论的病例，召集包括外科、放疗科、肿瘤内科、诊断科、病理科医师一起研讨确定治疗方案的查房制度，特别是针对像下咽癌、乳腺癌、肺癌等这些需要多学科综合治疗的病种，在查房过程中确定患者的肿瘤范围、手术切除范围、功能重建方法、放化疗时机等等，使得患者在开始治疗前就确定了完整的治疗方案。

其次，肿瘤患者治疗时应做好家庭内部计划，安排好人员和经济保障。治疗肿瘤时间短则一两周，长则数年，通常为 1~2 个月。治疗时应安排好家人进行照顾和护理，家人的陪伴和呵护也是对身心遭受癌症折磨患者的一种安慰。虽然说现在来看病不至于砸锅卖铁、出卖房子家当，全民医保也覆盖了中国 90% 以上的人口，但治疗肿瘤的费用在几千至数百万不等，诊断措施有廉、有贵，一些化疗药物每个疗程都在几万以上，对一个普通家庭也是一笔不小的花销，因癌致贫常有发生，所以应当根据患者家庭经济状况量力而行，不要影响家庭其他成员的基本生活保障，医生们也会根据患者家庭的实际情况制订相对合理的诊治方案。

再次，肿瘤患者治疗后应坚持定期复查，因为肿瘤治疗失败 50% 以上是因为复发引起，而复发多在治疗后的 5 年之内，部分复发患者还可通过治疗达到根治效果，因此建议治疗后 1~2 年内每 3 个月复查 1 次，2~5 年内每半年复查 1 次，5 年以上的患者每年复查一次，坚持严格的复查制度是提高治疗效果的另一保证。

最后，对于某些特定肿瘤，肿瘤患者应习惯和学会与瘤共存，调整心态，提高生活质量。临床表现最突出的是结节性甲状腺肿（良性），目前甲状腺肿瘤的发病率全世界都在升高，特别是结节性甲状腺肿，由于其生长缓慢，可以几年甚至几十年缓慢生长，对患者的生活及工作影响不大，而手术治疗又不易彻底切除，还存在复发可能，因此临床目前均建议观察，不必要手术。患者应该调整心态，做到和肿瘤"和平共处"。另外，还有一些特殊类型的肿瘤，如腺样囊性癌，容易出现远处转移，也是生长缓慢，对放、化疗并不敏感，临床上尚没有行之有效的治疗措施，但肿瘤的发展非常缓慢，这段时间非常长，因此患者应当学会坦然面对，提高这段生活质量，千万不要自己吓唬自己。

　　总之，肿瘤的防治都要必须从改变自己做起，谚语说"自助者，天助之"也就是这个意思，不仅要保持乐观向上的心态，健康良好的生活方式，尽量节制烟酒等不良刺激，更要在患病后保持清醒的头脑，做好长期抗癌的准备，在正规的医院制订科学合理的治疗方案，并定期**随访**。相信这些措施一定能达到目前最好的治疗效果！

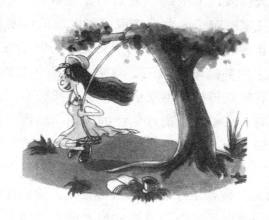

勇气创造奇迹　科学铸造明天

赵平，著名腹部肿瘤外科专家，主任医师，全国政协委员，中国医学科学院肿瘤医院前院长

刘晓林先生是一位优秀的教师，他培养的学生可谓桃李满天下。然而，这位受人爱戴的人却突遭横祸，使他陷入苦难之中。去年过生日，一杯酒下肚，刘晓林先生感到胃部灼痛。他的一个学生安排他去一家医院做检查，这位学生是这家医院的院长，为老师跑前跑后。做胃镜时发现老师的胃窦部有溃疡，**活检**病理证实是腺癌。尽管她没有告诉老师真相，刘晓林先生还是从那张苦笑的脸上发现了破绽。刘晓林先生偷偷从病例中看到那些可怕的字眼，犹如晴天霹雳，晕倒在医院。他不能相信自己得了癌症，他一生没有做过坏事，也没有休过一天病假，怎么会"突然得了癌症？"一定是医院搞错了。他又去了几家医院，医生们都说第一医院的诊断是准确的。刘老师顿时觉得世界马上陷入黑暗与恐怖之中。尽管家人苦苦相求、相劝，朋友送来的补品堆满房间，刘晓林先生还是惶惶不可终日，茶饭难进。他有时觉得如果不吃饭也许会饿死肿瘤，他整天抱着肿瘤书籍苦苦探寻，祈望找到治疗癌症的绝招。然而，他却始终没有听从医生的劝导去做手术治疗。表姐告诉他，"癌症一做手术就会扩散全身。你姐夫要是不做手术也不会死的那么快！"肿瘤医院门口有不少"热情的人"推荐治疗癌症的祖传秘方，他们许诺包管治好刘老师的病，还向他出示已经治愈癌症患者的心得体会。刘老师彻底迷茫了，在困惑中花掉几万块钱也没有觉得见效。有个得甲状腺癌的同学已经活了 5 年，在他的劝导下，刘晓林去青海的一个寺庙求助保佑，据说不少癌症患者喝了那里的"圣水"后癌症消失了。折

腾了几个月，有一天刘晓林发现大便呈柏油状，同时他感到心慌、气短，家人看他面色苍白，出冷汗，把他送进医院，送进手术室。手术中发现胃癌已经扩散，并转移到肝脏。最佳的治疗时机不幸被错过了。

导医的忠告：癌症的发病率受社会发展的影响在继续上升，尤其是人口老龄化和工业化进程导致癌症的新发人数与年俱增。当我们不幸患了癌症，重要的是不能被吓倒。癌症是可以治愈的，世界卫生组织提出40%的癌症通过早诊、早治可以治愈，可以长时间生存。因此，癌症不等同于死亡。刘老师如果得知患高血压、糖尿病，他不会面临天崩地裂的恐惧，更不会丧失理智乱投医。然而，值得注意的是现在癌症已经正式被列入慢性非传染性疾病的系列，说明许多人认为得了不治之症，被死亡的阴魂吓破了胆。美国发现在尸检时许多人患有癌症，生前没有症状或没有被诊断，说明即使身体内有肿瘤，与瘤共存也不是天方夜谭。癌症是恶魔，但是与其吓死，不如抗争求活。最近20年，恶性肿瘤的诊治有跨越式进步，放射治疗设备的进步使恶性肿瘤的放射更加精确和有效；放射治疗的治愈率不断提高。肿瘤内科治疗也努力规避化疗对于全身的副作用；靶向治疗的效果不断创造出惊人的奇迹。外科手术仍是肿瘤治疗的首选方案，外科对器官的人文保护使许多患者减少残疾和心理伤害。多学科的综合治疗使治疗的方案更加合理、更加有效。作为肿瘤专科医生，我们可以说许多肿瘤已经能够治愈。虽然，对于刚刚发现肿瘤的患者，医生常常按家属的意愿用善意的"谎言"掩饰病情真相；但是并不等于医生失去治愈的信心；我们的经验不仅已经可以让许多患者得到长期的生存，而且我们已经注意到关注肿瘤患者的生活质量。保留乳房的乳腺癌手术、保留肛门的直肠癌手术都已经在临床广泛应用。微创治疗也大大减少患者的创伤而达到治疗的效果。北京的抗癌乐园有上万名会员都是癌症患者，他们不仅一起抗争癌症，而且他们还组织文艺活动、体育锻炼改善身体机能，调节心理状态，使越来越多的肿瘤患者赢得生存，也享受了生存的质量。抗癌是一场没有硝烟的战争，争取活下去，能够赢取第二次生命的人就是英雄。勇气创造奇迹，科学铸造明天。

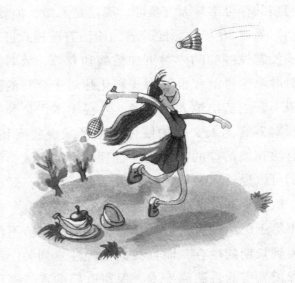

十二、名词解释

1. 备皮： 手术前将手术部位按要求剃除体毛及清洁局部皮肤，以减少术后感染的机会。

2. 表皮生长因子受体（EGFR）： 指正常上皮细胞/或来源于上皮组织的肿瘤细胞表面表达的一种蛋白质。它与血液中或肿瘤细胞自身分泌的一种叫做表皮生长因子的物质具有配对结构，能被表皮生长因子识别并和它结合，因此叫做表皮生长因子受体。

3. 冷冻检查： 又称冷冻切片检查，即手术中将切下的组织经低温快速冷冻后行快速病理检查，是绝大多数疾病在手术中明确诊断的方法，大约30分钟即可出结果。

4. 肠道准备： 检查或治疗前需要做肠道的清洁准备工作。

5. 常用抗心律失常药物： 有奎尼丁、普鲁卡因胺、普罗帕酮（心律平）、维拉帕米（异搏定）、普尼拉明（心可定）、阿替洛尔（氨酰心安）、氧烯洛尔（心得平）等

6. 触诊： 医生用手指或触觉为患者进行体格检查的方法。

7. 电解质紊乱： 是指血液中的离子，如钾、钠、碳酸氢盐、钙、镁、磷、氯出现异常升高、降低或比例失衡。出现电解质紊乱后患者会出现一系列不适症状。

8. 放射性浓聚： 指病变部位摄取放射性药物高于正常组织。

9. 非实体肿瘤： 经影像学检查及触诊无法看到或扪及到的肿瘤，如白血病等。

10. 分子影像学： 是近年来出现的交叉学科，它将分子生物学和影像医学有机结合，在分子及细胞水平研究疾病的发生、发展、转归。

11. 芬太尼族： 包括芬太尼、阿芬太尼、苏芬太尼和瑞芬太尼

等药物。

12. 辐射损伤：指由电离辐射所致的急性、迟发性或慢性的机体组织损害。

13. 富含维生素 B_{12} 的食物：包括肉类食物，但植物性食品中基本不含维生素 B_{12}。

14. 富含维生素 B_1 的食物：有豆类、坚果类、芹菜、瘦肉、动物内脏、小米、大白菜、发酵食品等。

15. 富含维生素 B_2 的食物：有动物内脏、猪肉、小麦粉、大米、黄瓜、鳝鱼、鸡蛋、牛奶、豆类、油菜、菠菜、青蒜等。

16. 富含维生素 B_6 的食物：有鸡肉、鱼肉、牛肉、燕麦、小麦麸、麦芽、豌豆、大豆、花生、胡桃等。

17. 富含维生素 C 的食物：主要是新鲜的蔬菜和水果，如西红柿、青菜、韭菜、菠菜、柿子椒、柑桔、橙子、柚子、红果、葡萄等。

18. 富含维生素 E 的食物：有各种油料种子及植物油，如麦胚油、玉米油、花生油、芝麻油、豆类、粗粮等。

19. 富含维生素 K 的食物：有牛肝、鱼肝油、蛋黄、乳酪、海藻、菠菜、甘蓝菜、莴苣、香菜、藕等。

20. 干性脱皮：是指皮肤的轻度放疗反应，表现为受到照射部位的皮肤出现鳞屑样的表皮脱落，脱落处皮肤干燥，没有渗出。

21. 高蛋白、易消化和易吸收的食物：主要包括巧克力、酸奶、蛋白粉、豆腐、鱼肉等食物。

22. 高危因素：是指患某种疾病危险性高的因素，该因素与疾病的发生有一定的因果关系，当消除该因素时，疾病的发生机率也随之下降。

23. 根治性放射治疗：能达到治愈肿瘤的目的，患者接受放射治疗后有希望获得长期生存的结果。

24. 功能影像学：可以评估脏器某些功能的影像学检查手段，

如 PET-CT 等。

25. **骨髓抑制**：是指骨髓中的血细胞前体的活性下降，导致外周血细胞数量减少，是化疗药物的常见毒副反应。实验室检查表现为白细胞减少、血红蛋白降低、血小板减少。

26. **过敏反应**：是指已免疫的机体在再次接受相同物质的刺激时所发生的反应。反应的特点是发作迅速、反应强烈、消退较快。表现为胸闷、心悸、呼吸困难、瘙痒、皮疹等。

27. **含钾食物**：含钾丰富的水果有草莓、柑橘、葡萄、柚子、西瓜、香蕉、番茄、硬柿、龙眼、香瓜、枣子、橙子、芒果等。含钾比较丰富的蔬菜有菠菜、山药、毛豆、苋菜、大葱等。

28. **含维生素 A 的食物**：有动物肝脏、奶、胡萝卜、西红柿、柿子、鸡蛋等。

29. **含纤维素食物**：蔬菜类食物富含纤维素，如笋、辣椒、蕨菜、菜花、菠菜、南瓜、白菜、油菜等。

30. **含锌食物**：食物中含锌较多的有牡蛎、胰脏、肝脏、血、瘦肉、蛋、粗粮、核桃、花生、西瓜子等。

31. **荷瘤小鼠**：就是被移植了肿瘤的小鼠，即肿瘤小鼠模型。

32. **缓释制剂**：指口服后能够按照要求缓慢地非恒速释放药物，与相应的普通制剂比较，给药频率至少减少一半或有所减少，且能显著增加患者的顺应性或疗效的制剂。

33. **活检**：活体组织检查简称"活检"，是指应诊断、治疗的需要，从患者体内切取、钳取或穿刺等取出病变组织，进行病理学检查的技术。

34. **基础代谢**：指人在安静状态下的代谢状态。

35. **假阳性**：指由于多种原因造成将阴性结果误判为阳性，而假阴性则是指将真正的阳性结果误判为阴性。临床上应用的任何技术都很难做到 100%正确，故偶尔会有假阳性或假阴性的结果。

36. **假阴性**：某项检查的结果实际上应该是阳性的，但由于操作、仪器、个人身体特性等原因导致结果呈阴性。

37. **禁忌证**：指不适宜于采用某种诊断或治疗措施的疾病或状况。

38. **巨噬细胞集落刺激因子**：是一种促进人体造血细胞增殖和分化的细胞因子，具有刺激粒细胞、单核巨噬细胞成熟，促进成熟细胞向外周血释放，并能促进巨噬细胞及嗜酸性细胞的多种功能。临床主要用于预防和治疗肿瘤放疗或化疗后引起的白细胞减少症、预防白细胞减少可能潜在的感染并发症，以及促进因感染引起的中性粒细胞减少的加快恢复。

39. **开放性手术**：即传统的开刀手术，用刀从身体表面逐层切开，显露要手术的部位，通常伤口较大，创伤也较大，瘢痕大。开放性手术是相对于腔镜手术来讲，腔镜手术伤口相对要小很多，愈合也较快，损伤小。

40. **抗血小板聚集**：是指有抗血栓形成的作用。

41. **控释制剂**：是通过定时、定量、匀速地向外释放药物的一种剂型，它能使药物在血液中的浓度恒定，没有波动现象，从而更好地发挥疗效。

42. **淋巴结清扫术**：指切除某种恶性肿瘤易于发生转移或已经发生转移的某部位淋巴组织及周围的脂肪、神经、血管等组织的手术。

43. **咯血**：是指喉部、气管、支气管及肺实质出血，血液经咳嗽由口腔咯出的一种症状。

44. **弥散性血管内凝血（DIC）**：是指在某些致病因子作用下凝血因子和血小板被激活，大量可溶性促凝物质入血，从而引起一个以凝血功能失常为主要特征的病理过程（或病理综合征）。在微循环中形成大量微血栓，同时大量消耗凝血因子和血小板，继发性纤维蛋白溶解（纤溶）过程加强，导致出血、休克、器官功能障碍和贫血等临床表现的出现。

45. **免疫组化**：是应用免疫学基本原理——抗原抗体反应，即抗原与抗体特异性结合的原理，通过化学反应使标记抗体的显色剂（荧光素、酶、金属离子、同位素）显色来确定组织细胞内抗原（多肽和蛋白质），对其进行定位、定性及定量的研究，称为免疫组织化学技术。

46. **脑水肿**：指由于某种致病因素导致的脑内水分增加、脑容积增大的病理现象。

47. **凝血功能**：人的血液有自动凝固的功能，如正常情况下人受到外伤导致出血时，血液会自动凝固而止血。而某些血液病患者，血液中的促进血液凝固的因子发生异常，可出现出血不能自止的情况。

48. **腔镜检查**：利用人体天然形成的通道或通过微小切口将特殊的腔镜器械导入人体内进行的检查，如膀胱镜检查、宫腔镜检查、腹腔镜检查等。

49. **乳糜漏**：颈清扫术后颈部负压引流量增多，颜色表现为乳白色液体。主要是颈段胸导管或右淋巴管破裂所致，以左侧多见。

50. **乳糜微粒**：脂类食物消化时形成外观混浊的一种白色或淡黄色混浊液，经肠道的乳糜管吸收，再由淋巴系统运送，经胸导管注入血循环。

51. **弱阿片类药物**：抗镇痛作用弱的阿片类药物，以可待因为代表。

52. **筛查**：是指通过询问、查体、实验室检查和影像学检查等方法对"健康人"针对某种或某些疾病有目的进行的检查，是早期发现癌症和癌前病变的重要途径。

53. **神经毒性**：通常是指药物的副作用。是指药物或治疗（如放射治疗）除了正常的治病作用外，对人体神经系统所带来的损伤。

54. **肾毒性**：临床表现轻重不一，轻度时可为蛋白尿和管型尿，继而可发生氮质血症、肾功能减退，严重时可出现急性肾衰和尿毒症等。肾毒性可为一过性，也可为永久性损伤。可导致肾毒性的常见药物有某些抗菌药、抗肿瘤药、解热镇痛抗炎药、麻醉药、碘化物造影剂、碳酸锂等。

55．**生化全套**：是指用生物或化学的方法来对人进行身体检查，生化全套检查内容包括：肝功能（总蛋白、白蛋白、球蛋白、胆红素、转氨酶）；血脂（总胆固醇、甘油三酯、高和低密度脂蛋白）；空腹血糖；肾功能（肌酐、尿素氮）；尿酸；乳酸脱氢酶；肌酸激酶等。

56．**生命体征**：是用来判断患者的病情轻重和危急程度的指征，主要包括有体温、脉搏、呼吸和血压，是维持生命基本征候，是机体内在活动的客观反应，是衡量机体状况的重要指标。

57．**适应证**：指某一种药物或诊断治疗方法所能诊断治疗的疾病范围或疾病状态。

58．**随访**：指医生在对患者进行诊断或治疗后，对患者疾病发展状况、治疗后恢复情况等继续进行追踪观察所做的工作。

59．**听诊**：是医生用耳或听诊器来探听人体内自行发出的声音来判断是否正常的一种诊断方法。

60．**痛阈**：是指引起疼痛的最低刺激量。痛阈的高低因人而异，且受多种因素影响，比如年龄、性别、性格、心理状态以及致痛刺激的性质等。

61．**透皮给药**：是指将药物涂抹或敷贴于皮肤表面，并通过皮肤吸收药物的一种给药方法。

62．**望诊**：医生运用视觉，对人体以及排出物进行有目的地观察，以了解健康或疾病状态。

63．**围手术期**：是指从患者决定接受手术治疗开始，直至手术后基本康复的全过程，时间在术前5~7天至术后7~12天。

64．**胃肠道反应**：本书中胃肠道反应多是指化疗药物常见副作用之一，主要表现为食欲减退、恶心、呕吐、腹胀、腹泻等。

65. **误吸**：误吸字面上讲就是错误的吸入呼吸道。吸入物可以是液体、食物、异物等，如果手术，吸入物则是胃内容物，如胃液、食物等可因呕吐而被吸入呼吸道，造成呼吸道阻塞、吸入性肺炎，甚至窒息等严重后果。

66. **纤溶酶原激活物**：是由血管内皮细胞合成、分泌、不断释放入血液一种单链糖蛋白，是凝血系统重要的监测指标。人体血液中组织纤溶酶原激活物正常值为 0.3~0.5U/ml（发色底物法）。其临床意义为：降低：提示纤溶活性降低。见于血栓前状态和血栓性疾病，如动脉血栓形成、深部静脉血栓形成、缺血性脑卒中等。升高：提示纤溶活性亢进，见于原发性和继发性纤溶亢进，如弥散性血管内凝血、急性早幼粒细胞白血病、肝病、冠心病、高脂血症、应激反应等。

67. **纤维鼻咽喉镜**：是一种光学检查仪器，由产生光源的部件和可以进入鼻咽部和喉部的长管状镜身构成。镜身直径较细，通常为 4~5 毫米，可以通过鼻腔进入鼻咽部和喉部，直接观察这些部位是否正常。

68. **纤维蛋白溶解系统**：血液凝固过程中形成的纤维蛋白被分解液化的过程称纤维蛋白溶解。纤维蛋白溶解的激活物（纤溶酶原和纤维蛋白溶解酶即纤溶酶）和抑制物以及纤溶的一系列酶促反应，总称为纤溶系统。

69. **血管内皮生长因子（VEGF）**：是指一种能够刺激血管内皮细胞生长、形成新生血管的蛋白质。

70. **血生化检查**：检测除血细胞外存在于血液中的各种离子、糖类、脂类、蛋白质以及各种酶、激素和机体的多种代谢产物的含量的检查。

71. **严重血液学毒性**：是指药物对血液系统的毒性作用达到Ⅳ级（出现血红蛋白<6.5g/dl、白细胞<$1.0×10^9$/L、中性粒细胞<$0.5×10^9$/L、血小板<$25.0×10^9$/L 等改变）。

72. **眼睛的光反射**：通常是指眼睛的瞳孔对光线刺激的一种反应。表现为光线强时，瞳孔缩小；光线暗时，瞳孔放大。

73. **药代动力学**：是定量研究药物在生物体内吸收、分布、代谢和排泄规律，并运用数学原理和方法阐述血药浓度随时间变化的规律的一门学科。

74. **要素饮食**：一种化学精制食物，含有全部人体所需的易于消化吸收的营养成分，包含游离氨基酸、单糖、主要脂肪酸、维生素、无机盐类和微量元素。主要特点：无需经过消化过程即可直接被肠道吸收和利用，为人体提供热能及营养。

75. **一过性失眠**：又称临时性失眠，是一种持续一段时间后可自行缓解的睡眠障碍。它不同于"失眠症"，多半是由心理上或精神上的原因引起，一旦消除了引起失眠的原因，就可以恢复至平日的睡眠状态。

76. **乙肝两对半**：是检查乙肝病毒感染的血清标志物。常用的乙型肝炎病毒免疫学标志物包括表面抗原、表面抗体、e 抗原和 e 抗体、乙肝核心抗体五项，因前四项为两对抗原和抗体，加上乙肝核心抗体，故称为两对半，又称为乙肝五项。其检查意义在于：检查是否感染乙肝及感染的具体情况。

77. **应激状态**：指人体在受到刺激之后作出的反应，以便适应这个刺激变化的环境。这时候的状态称应激状态。

78. **优质动物蛋白质**：动物性食物中含有优质蛋白质、铁、锌、维生素 B_2 等，但缺乏维生素 C，钙的含量也少。

79. **预后**：指预测疾病的可能病程和结局，只是医生们依据某种疾病的一般规律推断的一种可能性，这种可能性通常是指患者群体而不是个人。

80. **照射野**：在患者接受放疗前，医生会通过 CT 扫描进行病灶部位定位，通过电子计算机计算、规划后会在患者身体表面划定一个将要进行放射治疗的照射范围，这个被划定的区域就叫照射野。

81. **脂肪血：** 大量脂肪进入血液形成乳糜微粒，使血液呈浑浊状，严重时血液似米汤样。又称为乳糜血。

82. **职业危险暴露：** 指由于职业关系而暴露在某种危险因素中，从而有可能损害健康或危及生命的一种情况。

83. **中度有氧活动：** 在运动过程中，人体吸入的氧气大体与需要的氧气相等，也称等张运动，如步行、慢跑、游泳、骑自行车、跳绳、上下楼梯、健身舞等。

84. **种植：** 体腔内器官的恶性肿瘤侵及器官表面时，瘤细胞可以脱落，像播种一样种植在体腔内其他部位而形成的转移性肿瘤病灶。